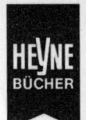

HEYNE
BÜCHER

W0057647

Sven-Jörg Buslau und Corinna Hembd

Sanft und wirksam heilen mit grünem Tee, Schwarztee und Kräutertee

Vitalität, Wohlbefinden und Genuß

Originalausgabe

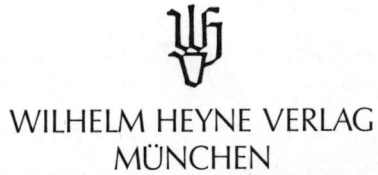

WILHELM HEYNE VERLAG
MÜNCHEN

HEYNE RATGEBER
08/5215

Besuchen Sie uns im Internet:
http://www.heyne.de

Umwelthinweis:
Dieses Buch wurde auf
chlor- und säurefreiem Papier gedruckt.

Copyright © 1998 by Wilhelm Heyne Verlag GmbH & Co. KG, München
Printed in Germany 1998
Konzeption und Realisation: Livingston Media, Hamburg
Lektorat: Marianne Schönbach
Umschlaggestaltung: Atelier Bachmann & Seidel, Reischach
Umschlagabbildung: Elmar Kohn, Studio für Werbefotografie, Landshut
Satz: ew print & medien service gmbh, Würzburg
Druck und Bindung: Ebner Ulm

ISBN 3-453-14074-5

Inhalt

Vorwort

Tee ist Gesundheit pur. Ganz gleich, ob magenfreundlicher grüner Tee (gerbstoffarm), mal beruhigender, mal anregender schwarzer Tee, Mate-Tee oder die Vielzahl hochwirksamer Kräutertees:
Tee wirkt sich auf unser äußeres und inneres Wohlbefinden aus. Und auch die Zeremonie, die zum Teetrinken dazugehört, kann eine durchaus positive Auswirkung haben. Denn das Teetrinken ist eine Beschäftigung, die ganz in der Gegenwart angesiedelt ist. Die Teezeremonie nimmt einen vollkommen in Anspruch und läßt einen die Probleme, Sorgen und Ängste des Alltags vergessen. Ein Innehalten nach der Arbeit und vor den Feierabend-Aktivitäten verleiht dem Tagesablauf – die Briten machen es uns vor – eine fast natürliche Teilung.
Die Teezeit darf als eine der schönsten Errungenschaften unserer Kultur gewertet werden. Lassen Sie diese alte Tradition aufleben, zu Ihrem eigenen Vergnügen. Viele Aspekte der englischen teatime sind es wert, übernommen zu werden oder können zumindest Grundlage für die Entwicklung eigener Ideen sein. Und darüber hinaus bieten viele Tees auch noch besondere Geschmackserlebnisse.
Dieses Buch gibt Ihnen Tips für den richtigen Umgang mit Tee und beschreibt die Unterschiede zwischen den zahlreichen Teearten und ihre gesundheitsfördernden Wirkungen. Außerdem verrät es Ihnen Rezepte mit heilenden Kräutertees und gibt Ihnen Hautpflege- bzw. Kosmetiktips mit grünem Tee. Vielleicht machen auch Sie sich auf Entdeckungsreise und erfahren

viele neue und ausgesprochen positive Seiten dieses alten Getränks.

Seit Clubs zu verschiedenen Themen im Trend sind, kann es auch nicht mehr lange dauern, bis eingeschworene Teetrinker Teeclubs gründen werden. In Europa hat das Teetrinken eine alte Tradition. Warten Sie nicht, bis dieser Trend sich anderswo durchsetzt, gründen Sie Ihren eigenen Teeclub, zusammen mit Freunden oder Bekannten! Eigene Rituale zu entwickeln, macht auch sehr viel Freude. Umso mehr als die wohltuende Wirkung und heilsame Entspannung nicht lange auf sich warten lassen.

Viel Spaß dabei wünschen Ihnen

Die Autoren

Heilpflanzen mit nicht sehr bekannter Wirkung

Es gibt wohl kaum einen Bereich des menschlichen Lebens, für den nicht irgendwo auf der Welt ein hilfreiches Teerezept existieren würde.

Stimmungen, Krankheiten, Bewußtseinszustände oder Gemütsverfassungen können mit speziellen Tees beeinflußt werden. Zeremonien der unterschiedlichsten Art haben sich im Laufe der Jahrtausende um den Tee herum entwickelt.

- Ob es sich um religiöse, meditative oder gesellige Anlässe handelt, der Tee ist bei fast allen Feierlichkeiten rund um den Globus dabei.
- Für die Hälfte der Menschheit gehört der Tee als Alltagsgetränk zu ihrem Leben wie das tägliche Brot.
- Tee ist vermutlich das älteste Kulturgetränk der Welt.

Der stille Siegeszug des heißen Wasseraufgusses begann schon zur Steinzeit. Seitdem ist Tee als wohltuendes und heilsames Getränk nicht mehr aus unserem Leben wegzudenken. In unserem gesamten Alltag können Tee und Teeprodukte gute Dienste für unser Wohlbefinden leisten.

Weltweit gibt es unzählig viele Teesorten, die jeweils nach einem Aufguß mit heißem Wasser eine andere Farbe, einen eigenen Geschmack und eine besondere Wirkung aufweisen. Eine erste Differenzierung ist bereits möglich, wenn man die vielen Teesorten hinsichtlich ihrer Zugehörigkeit zu schwarzem Tee, grünem Tee, Mate-Tee oder Kräutertee unterscheidet: Denn jede dieser vier Teearten hat ihre ganz spezielle Wirkungskraft und daher ein eigenes empfehlenswertes Anwendungsgebiet.

So kann der »echte« Tee, also schwarzer oder grüner Tee vom Teestrauch, im Alltag gezielt Einfluß auf unseren Aktivitätsgrad nehmen, ohne Herz und Kreislauf zu belasten. Vor allem die Geheimnisse der verschiedenen Sorten des schwarzen Tees haben die Menschen schon seit jeher fasziniert.

Der Mate-Tee hat eine entschlackende Wirkung. Darüber hinaus sorgt er für ein reduziertes Hungergefühl und ist damit eine gute Unterstützung bei einer Diät.

Tees aus Heilkräutern werden sowohl getrunken als auch inhaliert und für Waschungen verwendet. In der Naturmedizin spielt der Kräutertee eine zentrale Rolle. Zu den zahlreichen Wirkungsweisen der verschiedenen Kräuter und ihrer richtigen Anwendung verweisen wir auf S. 95 ff.

In jüngster Zeit ist der Gebrauch von grünem Tee für die Kosmetik wiederentdeckt worden. Diese Jahrtausende alte Hautpflege findet in heutiger Zeit zwar nicht nur Befürworter, aber die positive Wirkung ist nicht von der Hand zu weisen. Die Haut wird herrlich gestrafft, und der grüne Tee verleiht jugendliche Frische. Ein natürliches, sanftes Facelifting, mit dem man bei richtiger Anwendung gute Erfolge erzielt.

Doch neben der inneren wohltuenden und heilsamen Wirkung ist das Teetrinken im hektischen Alltag eine schon von alters her geschätzte, willkommene Pause für das Gemüt und eine Anregung für den Geist. Die Teezeremonie bietet eine entspannende Ruhepause in einem vielleicht stressigen Umfeld. So sollten Sie sich für die Zubereitung stets Zeit nehmen, nur dann können Sie die wohltuende Wirkung erleben und Ihren Streßpegel herunterfahren. Darüber hinaus sollte Ihnen die Kunst des Teezubereitens in Fleisch und Blut übergehen. Denn ein sogenanntes Teeritual enthält immer etwas Vertrautes und Beruhigendes, was Ihren Geist zur Ruhe kommen läßt. Auch eingefleischten Kaffeetrinkern will dieses Buch den Tee nahebringen, denn Tee ist nicht nur eine genußreiche Abwechslung, sondern liefert auf schonende Weise auch das heiß begehrte Koffein.

Asiatische Meditationsrituale wie die japanische Teezeremonie sind nach wie vor populär, obwohl sie mehr mit dem buddhistischen Zen als mit dem Tee an sich zu tun haben. Es steht Ihnen auch frei, Ihre eigene Teezeremonie zu entwickeln und individuell zu gestalten. Denn das Ausprobieren eigener Zeremonien oder Rituale ist ein interessanter aktueller Trend, mit dem Sie sich und Ihren Freunden Gutes tun. Probieren Sie dabei doch einfach einmal aus, welche Art des Teetrinkens Ihnen besonders liegt: die englische, russische, chinesische oder ostfriesische Art. Mit jedem dieser Bräuche macht Sie dieses Buch vertraut. Probieren Sie außerdem verschiedene Teesorten aus und erfahren Sie angenehme Geschmackserlebnisse.

Doch keine Teezeremonie ohne Naschereien oder herzhaft belegte Brote. Vorreiter dieser europäischen Zeremonie am späten Nachmittag sind die Briten. Cremetörtchen und Gurkensandwich müssen kein Widerspruch sein, sondern lassen sich gut zum kräftigen Tee mit Milch und Zucker verspeisen.

Nicht zuletzt regt Tee Geist und Sinne an, ohne dem Körper zu schaden. Die vielen Vorteile des Tees machen ihn weltweit zum Getränk Nummer eins und erklären, warum Tee die halbe Menschheit durch den Tag begleitet.

Tee – weltweit als wohltuendes Getränk geschätzt

Tee und die Art, ihn zu trinken, gehört zu den eher stillen kulturellen Errungenschaften. Wie lange die Menschheit dieses Getränk bereits kennt, ist nicht festzustellen. Doch sehr viele archäologische Funde sprechen dafür, daß Tee zu jeder Hochkultur gehört haben dürfte. Vermutlich wurden schon an den ersten Feuerstellen Kräuter in heißem Wasser aufgekocht und zu Heilzwecken benutzt. Wo der Teestrauch heimisch war, haben sicher schon die Steinzeitmenschen seine anregende Wirkung zu schätzen gewußt.

Heute wird mit dem bewußten Teetrinken ein Lebensstil verbunden, der eine Pause im Alltag befürwortet. Eine Tasse oder Schale Tee zu trinken, bedeutet in allen Kulturen einen kurzen Rückzug aus dem Alltagsstreß.

Es gehört zu den faszinierenden Momenten der Kulturgeschichte, sich die einzelnen Erfindungen rund um das Teetrinken vor Augen zu führen. Wohl für kaum ein anderes Getränk gibt es weltweit derartig viele unterschiedliche Gerätschaften wie für den Tee. Allein die unterschiedlichen Teetassen stellen eine kaum erfaßbare Größenordnung dar, hinzu kommen die Löffel, Siebe, Tee-Eier, Teekannen, Stövchen, Teedosen und andere Teebehälter.
Das Wissen um die einzelnen Teesorten hat sich fast zu einer Art Geheimwissenschaft entwickelt, und die Teehändler sind in jeder Gesellschaft hoch angesehen, versorgen sie uns doch mit den geschätzten Blättern.

Die berühmten vier großen Tee-Nationen sind die Chinesen, die Japaner, die Russen und die Briten. Ihre speziellen Teetrink-Gewohnheiten sind legendär. Bei allen ist das Teeritual fast zur Pflicht geworden, erzeugt es doch eine Art nationales Verbundenheitsgefühl.

Viele andere Völker haben die Gepflogenheiten der legendären vier Teenationen übernommen und trinken ihren Tee entweder auf chinesische, japanische, russische oder englische Art.

Interessanterweise führten die unterschiedlichen Arten, Tee zu trinken, niemals zu Streitigkeiten unter den Teenationen. Im Gegenteil: Die verschiedenen Teetrinker beobachten die Gewohnheiten der anderen mit großer Neugierde. Oft wurden Details aus einer Kultur in die andere übernommen. So ziert beispielsweise das chinesische Porzellan viele Teetische in Europa, während das europäische Stövchen auch in Asien keine Seltenheit mehr ist.

Dennoch scheinen den Genießer von schwarzem Tee mit Milch und Zucker und den von grünem Tee Welten zu trennen. Kaum ein Liebhaber der einen Variante findet an der anderen Geschmack, obwohl es sich doch um dieselbe wirkungsvolle Pflanze handelt.

Die Chinesen: Die ältesten Teetrinker der Welt und ihr hauchzartes Porzellan

Die meisten Menschen werden mit den Stichworten China und Tee in erster Linie das Teeporzellan in Verbindung bringen. Die Technik, extrem dünnes Porzellan herzustellen, war Jahrhunderte lang ein streng gehütetes Geheimnis und machte diese besondere Art des Geschirrs zu einem begehrten Exportartikel. Schon im siebten Jahrhundert n. Chr. wurde in China kunstvolles Porzellan hergestellt. Erst im 13. Jahrhundert wurde es bis nach

Europa exportiert. Und es vergingen weitere vierhundert Jahre, bis auch andere Völker überhaupt Porzellan herstellen konnten. Nach der ersten Blütezeit der Teekultur in China dauerte es somit etwa tausend Jahre, bis die Japaner und im 17. Jahrhundert dann auch die Holländer in der Lage waren, selbst Porzellan zu produzieren. Mit den neu erlangten Kenntnissen der Porzellanherstellung wurden in Europa die ersten Fabrikationsstätten gegründet, wie beispielsweise 1710 die Porzellanmanufaktur in Meißen. Dennoch blieb das feine chinesische Porzellan mit seinen alten komplizierten Mustern begehrte Sammlerware.

Für viele mag es überraschend sein, daß China nicht nur das Mutterland des Porzellans, sondern auch das eigentliche Ursprungsland des Tees ist.

Bereits vor 5000 Jahren wurde hier Tee angebaut und getrunken. Der Tee scheint in China seit jeher zur Kultur gehört zu haben. Schon am frühen chinesischen Kaiserhof gab es Zeremonien und Rituale im Zusammenhang mit dem Teegenuß. China war bis in die Mitte des 19. Jahrhunderts das einzige Land, welches Tee in großen Mengen abbaute und exportierte. Doch dieses weltweite Monopol ließ sich nicht lange halten. Die Zeit der Kolonialherrschaft führte unter anderem auch dazu, daß die verschiedensten Pflanzen von Kontinent zu Kontinent transportiert wurden. Vielerorts wurde von den neuen Siedlern ausprobiert, ob sich nicht heimische Pflanzen in den neuen Gebieten kultivieren ließen.

Besonders für die britischen Kolonialisten war der Teestrauch von speziellem Interesse. Überall in den Kolonien des Empires wurde versucht, die Pflanze zu akklimatisieren. Vor allem in Indien gelang den Briten der Anbau von Tee über alle Maßen gut. Diese ehemalige Kolonie wurde daher zum Teelieferanten Nummer eins für das Königreich mit der Teestunde.

Nach dem Erfolg der Teepflanzungen in Indien begannen auch andere Länder Tee anzubauen, zunächst für den eigenen Bedarf. Im alten Ceylon, dem heutigen Sri Lanka, hatten Naturkatastrophen die gesamten Kaffeeplantagen verwüstet. Der Hauptwirtschaftsfaktor des Landes war damit zerstört. So wurde aus der Not eine Tugend gemacht und der Anbau von Tee versucht. Das Experiment wurde ein voller Erfolg. Neben der Bedarfsdeckung für das eigene Land wurde Tee der Hauptexportartikel, ohne ihn würde die gesamte Wirtschaft des Landes heute zusammenbrechen.

Vor rund 150 Jahren stießen Indien und Sri Lanka als Exporteure auf den Weltmarkt. Mittlerweile hat Indien China den Rang als Marktführer abgelaufen. Das Reich der Mitte liegt gegenwärtig sogar nur auf Platz drei der Teeverkaufsländer, da der Hauptteil der Tee-Ernte im eigenen Land konsumiert wird.

Die wirtschaftliche Bedeutung des Tee-Exports wird vielfach unterschätzt. In den Herstellerländern leben auch heute noch oftmals ganze Regionen ausschließlich vom Pflücken, Trocknen und Versenden der begehrten Blätter. Die Teewirtschaft dürfte weltweit die umsatzstärkste Branche sein.

Anfänglich schien, durch das Klima bedingt, Asien der Teekontinent der Welt zu sein. Doch die Kolonialisten fanden schnell heraus, daß auch in Afrika, Südamerika oder Australien die klimatischen Voraussetzungen zum Anbau von Teesträuchern günstig waren. Der afrikanische Tee der britischen Kolonialherrscher muß sich, was seine Qualität betrifft, nicht hinter den asiatischen Tees verstecken. Kenia kann sich heute rühmen, den vierten Platz unter den Weltexporteuren in Sachen Tee einzunehmen. Dennoch blieb Asien der führende Kontinent in Sachen Teeanbau und Teehandel. Das hat viele Gründe, liegt aber im wesentlichen daran, daß die Tee-Ernte auch heute noch sehr viel Handarbeit erfordert. So sind bei der Produktion die Lohnkosten nach wie vor der entscheidende Faktor. Das niedrige Lohnniveau wird den asiatischen Ländern wohl auch weiterhin die Führungsrolle unter den Teelieferanten garantieren. Asien kann aufgrund seiner billigen Arbeitslöhne die Preise bieten, die der

Weltmarkt fordert. Unter Teetrinkern gilt der chinesische Tee als einer der besten, und im heutigen China sorgen die begehrten getrockneten Blätter für einen großen Teil der benötigen Devisen.

Doch nicht nur den Anbau des Teestrauches und das feine Porzellan haben wir ursprünglich China zu verdanken, sondern auch die vielfältigen Zeremonien um den Tee herum. Durch die Verbannung des historisch-kulturellen Erbes aus der Kaiserzeit ist das höfische Teeritual im heutigen China in Vergessenheit geraten. Rituale aus der vormaoistischen Zeit sind verpönt. Was zur Folge hatte, daß heute die Kunst des Teetrinkens im allgemeinen den Japanern zugesprochen wird. Was so nicht richtig ist.

→ Die Erfinder der Teezeremonien sind nicht in der japanischen Geschichte zu suchen: Schon lange vor den Japanern entwickelten die Chinesen zu Ehren des grünen Tees und um des inneren Gleichgewichts willen Teerituale von besonderer Kunstfertigkeit.

→ Die chinesische Kunst des Teegenusses kann als das Tao des Teetrinkens bezeichnet werden.

Im Alten China wurde für das Teetrinken eine besondere Form der buddhistischen Praxis entwickelt. Mit dem offiziellen Verbot der Religionsausübung wurde auch das taoistische Teetrinken aus dem täglichen Leben des modernen Chinas gestrichen. Doch im Zuge der gesellschaftlichen Lockerungen in China ist es nur eine Frage der Zeit, wann alte Teezeremonien wieder praktiziert werden.

Zusammen mit dem Tee und dem Porzellan gelangten auch die Ursprünge der Teezeremonie nach Japan. Im Land der aufgehenden Sonne wurden diese alten Traditionen gepflegt und weiterentwickelt. Das ungebrochene buddhistische Leben über Jahrhunderte hinweg ließ in Japan eine ganz eigene Teezeremonie entstehen. Diese Tradition hat innerhalb des Zen-Buddhismus einen hohen Stellenwert.

Während China so seine alten Wurzeln verloren hatte, wurden sie in Japan fast bis zur vollständigen Erstarrung gepflegt. Dennoch können dahinter die ursprüngliche Aufgabe und der Sinn einer Teezeremonie auch heute noch erkannt werden.

Die Japaner und ihre berühmte Zeremonie

Erst vier Jahrhunderte nach der ersten Blütezeit des Tees in China übernahmen die Japaner die Tradition, den grünen Blattaufguß zu trinken. Wiederum vier Jahrhunderte dauerte es, bis das Porzellan und mit ihm auch die Rituale rund um den Tee vom chinesischen Festland auf die Inseln des japanischen Kaiserreichs kamen. Es wird vermutet, daß die Abbildungen auf dem Teeporzellan die Zeremonie zeigten und so ein bildlicher Bote waren. Die feineren Gesellschaftsschichten entwickelten zahlreiche höfische Teerituale, die fortan zum guten Ton gehörten.

Es ist nicht genau bekannt, wann das Teetrinken in die Tempel gelangte und dort zu einer Meditationsübung gemacht wurde. Da es in Japan, ähnlich wie beim europäischen Rittertum, in Adelskreisen üblich war, daß die jungen Männer sich eine Zeitlang zur Ausbildung in ein Zen-Kloster begaben, ist der Weg des Tees vom Hof in die Klöster vermutlich kurz gewesen. Die heute noch bekannte japanische Teezeremonie ist das Ergebnis dieser historischen Begebenheit.

Die japanische Teezeremonie wurde am kaiserlichen Hof gepflegt und fand zugleich Eingang in das religiöse Leben, die Übergänge sind also in der japanischen Gesellschaft fließend. Dabei stieß die Übernahme der chinesischen Teerituale durch die japanische Oberschicht im ausgehenden Mittelalter auf wenig Hindernisse, da beide Kulturen auf dem gleichen religiösen Hintergrund fußten, wenn auch mit verschiedener nationaler Ausprägung. So wurde sowohl im kaiserlichen China als auch in Japan aus dem Teetrinken ein weitverbreitetes religiöses Ritual.

Im Buddhismus zielen die meisten Bewußtseinsübungen darauf ab, in sich zu gehen und dadurch ganz in der Gegenwart leben zu lernen. Kein Lebensbereich wurde ausgelassen, um die richtige innere Haltung zu erlangen.

So wurde auch das Teetrinken in eine geistige Trainingseinheit umgewandelt. Die Teezeremonie führt ebenso wie andere Übungen zu der Lebenshaltung, die im Buddhismus angestrebt wird und inneres Glück verheißt: Der Mensch soll im Hier und Jetzt leben, wach und aufmerksam sein und meditativ in sich ruhen.

Das Teetrinken als Zeremonie kann uns einen Weg für diese erstrebenswerte innere Haltung zeigen. Anhand einer sehr genau festgelegten Teezubereitung wird der Geist zentriert und damit zur Ruhe gebracht.

Das Besondere an der Teezeremonie ist, daß es sich um eine Übung handelt, die von zwei Personen durchgeführt wird. Nur im Kampfsport trainieren mehrere Personen miteinander – und bei der Teezeremonie.

Wie läuft eine Teezeremonie ab?

Diese Frage wagt kaum ein Westeuropäer laut zu stellen.

Bei der berühmten japanischen Teezeremonie geht es natürlich nicht nur darum, grünen Tee zu trinken. Der Ursprung der japanischen Teezeremonie ist eine Mischung aus Höflichkeitsritualen und Zen-Buddhismus.

Doch diese Teezeremonie zu verstehen, ist für uns in Westeuropa gar nicht so leicht. Wir müssen dabei unterscheiden zwischen den sichtbaren Abläufen und der dahinterstehenden Bedeutung.

Der formale Ablauf:

Für einen naiven Beobachter stellt sich die japanische Teezere-monie folgendermaßen dar:

- Eine Person, meist eine Frau, reicht einem reglos sitzenden Gast eine Schale Tee.
- Zuvor wird der Tee in minutiösen Schritten zubereitet. Die für diese aufwendige Handlung benötigten Gegenstände lie-gen alle bereit.
- Der Tee wird im Beisein des Gastes frisch gebrüht. Die vor-bereitenden Handlungen werden mit der Genauigkeit eines Bühnenstückes aufgeführt. Das Zubehör ist seit Jahrhunder-ten unverändert.
- Der Gast und die ihn bedienende Person scheinen Blickkon-takt zu meiden, dennoch nimmt der Gast jeden Teil der Pro-zedur wahr.
- Am Ende dieses etwa zweistündigen Ablaufs nimmt der sit-zende Gast ein Schälchen grünen Tees zu sich.
- Mit diesem Trinkvorgang endet die Zeremonie.
- In vielen wohlhabenden japanischen Haushalten gibt es ein spezielles Zimmer, das Teezimmer, nur für dieses Ritual. Dar-in steht immer alles bereit, um die Teezeremonie jederzeit durchführen zu können. Auch die berühmten japanischen Teehäuser, die sich in den privaten Gärten befinden, dienen diesem Zweck.

Teezeremonie und Zen-Buddhismus

Natürlich geht es bei dieser Zeremonie wirklich nicht *nur* um den Vorgang des Teetrinkens. Dem westlichen Beobachter bleibt je-doch der tiefere Sinn dieser Zeremonie meist verborgen.

Der Hintergrund der Teezeremonie:

- Aus einer ursprünglich höflichen Begrüßungsgeste, dem Reichen einer Schale Tees, ist ein ausgefeiltes Zeremoniell geworden, dessen Beherrschung einer langen Übung bedarf.

- Jede Bewegung und jede Reihenfolge ist genau festgelegt. Sie ändert sich nie und muß peinlichst genau eingehalten werden.
- Eine Änderung oder ein Fehler im Ablauf wird als Unhöflichkeit interpretiert und ist hochgradig peinlich bis ehrenrührig.
- Die japanische Teezeremonie kann als die im Westen bekannteste Zen-Übung bezeichnet werden.

Obwohl man die japanische Teezeremonie im Westen durchaus kennt, ist ihre Bedeutung ohne Kenntnisse buddhistischer Philosophie und Religion nicht zu verstehen. Wir wollen deshalb im folgenden dieses Ritual kurz erklären:

Erst sechshundert Jahre nach der Blütezeit des Buddhismus in China gelangte diese neue Lebenseinstellung, Philosophie und Religion nach Japan.

- * Die praktische Lehre oder Ausübung des Buddhismus hieß chinesisch Zen und später in Japan Za-zen, mit derselben Bedeutung.
- * Zen kann grob mit dem »absichtslosen Sitzen im Hier und Jetzt«, übersetzt werden oder moderner »der Konzentration des Geistes auf die Gegenwart«.
- * Das Sitzen schien für Buddha die Haltung schlechthin gewesen zu sein, um die Erleuchtung des Geistes zu erlangen. Daher ist das richtige Sitzen ein zentraler Bestandteil der buddhistischen Meditationsübungen.
- * Es geht darum, die innerlich richtige Haltung zu finden, um im Leben das Richtige auf die richtige Weise tun zu können.

Im Zen des Teetrinkens wird dem Gast das »absichtslose Sitzen« überlassen, während die bedienende Person alle Bewegungen und Handgriffe tut.

Die Wertschätzung, die einem Gast durch die Teezeremonie entgegengebracht werden soll, ist nur vor dem Hintergrund des

Zen, der praktischen buddhistischen Übung oder auch Lebenshaltung zu verstehen.

Da auch der Gast alle Handgriffe und Bewegungen der Teezeremonie kennen sollte, wird er in diesem Begrüßungsritual absolut keine Überraschungen oder Abweichungen erleben. So hat der Gast die Möglichkeit, seinem Geist einen Zustand der Ruhe zu gewähren, da er sich auf etwas Bekanntes im Hier und Jetzt konzentrieren kann.

Die Teezeremonie hat keinen anderen Zweck, als im Hier und Jetzt Ruhe zu erreichen.

Die rituelle Teezubereitung entbehrt jeder mystischen Absicht. Das, was getan wird, soll im Hier und Jetzt und mit aller Aufmerksamkeit getan werden. Das gilt für das Teekochen ebenso wie für alle anderen Taten im Leben.

Der Sinn der Teezeremonie ist also eine Konzentration im Hier und Jetzt.

→ Der unruhige Geist soll zur Ruhe kommen, indem eine Handlung ohne Verbindung zur Vergangenheit oder Zukunft, ein Vorgang ohne verborgene Bedeutung geschieht.

→ Der Geist wird ganz auf die Gegenwart zentriert. Das Bewußtsein läßt so alle vorherigen Gedanken oder künftigen Taten draußen. Es begibt sich ganz und gar in den Augenblick.

Das Bewußtsein kann sich im Hier und Jetzt, ohne unnütze Gedanken, entspannen. Zugleich wird es von den Bewegungen geleitet und findet so einen Punkt zur Konzentration, ohne die Notwendigkeit des Denkens.

Es ist eine Art Auszeit für den Geist, die Seele und das Bewußtsein, wie ein lebendiges Mandala. Die Teezeremonie ist jene Zeitspanne, die man braucht, um losgelöst von allen Sachzwängen, logischen Ketten oder emotionalen Verknüpfungen zu seinem eigenen zeitlosen Zentrum zurückzukehren.

Vor diesem Hintergrund wird deutlich, daß ein Gastgeber seinem Gast kein größeres Willkommensgeschenk machen kann, als ihm durch die Teezeremonie eine Ruhepause vom Alltag zu gewähren.

Die japanische Teezeremonie verbirgt nichts. Sie ist genau das, was sie zu sein scheint, das heißt, was zu sehen ist. Die Handlung als solche ist bedeutungslos, aber sie trainiert eine innere Haltung, die hinführt zu einer ruhigen Gegenwärtigkeit, zu einem Leben im Augenblick. Jedes strikt festgelegte Tun führt früher oder später zur Beruhigung des Geistes.

Gemäß der alten, nicht nur buddhistischen, Weisheit »Innen wie Außen«, scheint auch das Umgekehrte zu gelten: Tue das Richtige auf die richtige Weise, und du erlangst die richtige innere Haltung.

Die Russen und der Samowar

Die Teezubereitung mit dem Samowar geht vermutlich auf eine Erfindung zentralasiatischer Völker zurück.

Diese Art, Tee zu kochen, läßt sich bis zum Osmanischen Reich zurückverfolgen. Aus dem ältesten aller Teekocher nahmen wohl bereits die persischen Großkönige vor den Sultanen des großtürkischen Reichs ihren Tee in kleinen Schlucken. Diese Sitte muß aus den unergründlichen Tiefen Zentralasiens in das weite Rußland vorgedrungen sein. Der Samowar wurde hier Teil des täglichen Lebens, und daran hat sich bis heute nicht viel geändert.

In der Neuzeit wurde die Gewohnheit, den Tee im Samowar zuzubereiten, den Russen zugesprochen. Sie gilt als die *russische Art des Teetrinkens*, auch wenn man den eigentlichen Ursprung dieser Sitte nicht genau kennt.

Anfänglich mag es sich wohl um eine zentralasiatische Sitte gehandelt haben, die durch Nomadenvölker und Händler bis an die Schwelle Europas vorgedrungen ist. Seit Jahrhunderten allerdings verbindet man den Samowar mit Rußland.

Wie funktioniert ein Samowar?
- Der Samowar ist vergleichbar mit einem großen Wasserkessel, der eine integrierte Feuerstelle hat.
- Ein Samowar ist zunächst einmal ein kleiner Ofen. Um den kleinen Feuerbehälter herum befindet sich ein größerer Wassertank. Das Wasser wird durch die Hitze der kleinen Feuerstelle ständig heiß gehalten.
- Auf dem Samowar steht ein kleines Teekännchen, darunter befindet sich das heiße Wasser. Ein starker Teeaufguß wird nun in dem Teekännchen gekocht.
- Mit sehr vielen Teeblättern und einer kleinen Menge Wasser wird in dem Teekännchen eine Art Extrakt hergestellt. Dieses Konzentrat wird ebenfalls ständig warm gehalten.
- Möchte man ein Glas oder eine Tasse Tee trinken, wird aus dem Kännchen ein wenig von dem starken Tee genommen und anschließend mit heißem Wasser aus dem Kessel aufgefüllt.
- Aufgrund dieser Handhabung wird es beim Teetrinken aus dem Samowar nur äußerst selten einen Drei-Minuten-Tee geben. Der Extrakt zieht oftmals sehr lange, wodurch der Tee sehr viel Gerbstoffe enthält. Wahrscheinlich ein Grund dafür, weshalb der russische Tee so gern sehr stark gesüßt wird.

Viele Völker der arabischen Welt haben die Teezubereitung mit dem Samowar oder vergleichbaren Teekochern übernommen. Die Gläser, gefüllt mit Tee und einem enormen Zuckeranteil, werden oft als Zeichen der Gastfreundschaft zur Begrüßung gereicht.
Meist wird schwarzer Tee gekocht, aber auch der Pfefferminztee erfreut sich unter den arabischen Völkern großer Beliebtheit.
Selbst die stolzen Tuareg, die letzten Nomaden der westlichen

Sahara, ehren jeden Gast mit drei Gläsern milchigen Tees, bevor nach dem Anlaß des Besuchs gefragt wird.

In der patriarchalischen Welt des Islam sitzen die Männer oft spielend oder diskutierend bei einem Glas Tee aus dem Samowar zusammen.

Die russische Teezubereitung mit dem Samowar ergibt einen lange gezogenen Tee, der sehr viele Gerbstoffe enthält. Die aufmunternde Wirkung ist dabei zwar nicht so intensiv, aber dafür werden Magen und Darm nachhaltig beruhigt. Angesichts der meist schwer verdaulichen Speisen der russischen Küche ist diese Art des Tees eine wunderbare Verdauungshilfe.

Die Briten: Teatime als gesellschaftliche Institution

Die Briten sind bekanntermaßen *die* Teenation der westlichen Welt. Wenn China in Asien das Volk der Teetrinker stellt, befindet sich auf den Nordseeinseln die Hochburg der europäischen Teefreunde. Erstaunlicherweise führen die Iren sogar vor den Engländern die Weltspitze im Teekonsum an, wenn auch der Abstand zu den Briten nicht allzu groß ist.

Weit über die Landesgrenzen hinaus kennt man die Tradition der britischen Teezeit am Nachmittag, allerdings ist dies nur die Krönung eines Tages, der auch so schon voller Teegenuß war.

Die meisten Briten beginnen ihren Tag mit einem aufweckenden »Early Morning Tea« im Bett. Dazu wird eine kräftige Teesorte aufgebrüht, bei dem die Ziehzeit drei Minuten nicht überschreiten sollte. Jedes Familienmitglied bekommt davon einen Becher mit Sahne und Zucker. Wer diesen Wachmacher trinkt, kommt mit Leichtigkeit aus dem Bett. Das Gehirn läuft bereits auf Hochtouren, wenn man den Arbeitsplatz erreicht hat. Diese Starthilfe am Morgen befördert garantiert jeden Morgenmuffel in den Tag.

Rezept für den Starter-Tee am Morgen:
- Eine Assam-Teemischung dürfte für den Morgentee besonders geeignet sein, denn das kräftige Aroma weckt alle Sinne.
- Für jede Tasse Tee nimmt man einen gut gehäuften Teelöffel Teeblätter. Vorsicht: In fast jeden großen Becher passen zwei Tassen Tee, also benötigt man für einen großen Becher zwei Teelöffel.
- Beim Morgentee: einen Löffel extra für die Teekanne.
- Wasser zum Kochen bringen, die Kanne mit einem heißen Schluck ausspülen und dadurch anwärmen.
- Den Tee aufbrühen und drei Minuten ziehen lassen. Für diesen Zweck eignet sich eine Eieruhr besonders gut.
- Meist wird die Sahne oder die Milch schon vor dem Einschenken in die Tassen gegeben, also während der Tee zieht.
- Pünktlich nach drei Minuten sollte der Tee in die bereitstehenden Becher gegossen werden. Mit Zucker und Sahne versehen wird der »Early Morning Tea« der Familie im Bett serviert.

Der sanfte Wachmacher, das Tein oder Koffein, ist besonders wirksam bei einem Drei-Minuten-Tee, so daß jeder, der seinen Tee im Bett genießen kann, doppelt verwöhnt wird.
Damit sich niemand aus der Familie vernachlässigt fühlt: Wechseln Sie sich beim morgendlichen Teekochen ab. Jeder ist dann reihum mal dran.

Im deutschen Büroalltag gehört die Kaffeetasse auf den Schreibtisch wie das Familienfoto. Auch wenn Kaffee auf der Insel nicht verpönt ist, bevorzugen die meisten Briten während des Arbeitstages Tee statt Kaffee. Die Vormachtstellung des Tees ist sogar so ausgeprägt, daß niemand genau zu wissen scheint, wie man

Kaffee eigentlich kocht. Dafür schmeckt der Tee jedoch um so besser. Die Teetasse oder der Teebecher sind die ständigen Begleiter durch den britischen Arbeitstag. Der Bürokaffee hat sich auf den Inseln nicht durchsetzen können.

Der britische »five o'clock tea« ist weit über die Landesgrenzen hinaus berühmt geworden. Vermutlich hat die Teezeit um fünf Uhr am Nachmittag folgenden Grund:

In den Anfängen der Industrialisierung und zur Blütezeit des Commonwealth waren die allgemeinen Arbeitszeiten gewöhnlich vor fünf Uhr nachmittags zu Ende. Die Hafen- und Fabrikarbeiter gingen um vier Uhr nach Hause, und die meisten Büros schlossen entsprechend kurz darauf. So war fast jeder spätestens um fünf Uhr zu Hause und konnte im Kreis der Familie oder im Club den Feierabend einläuten. Für das Abendessen und für gesellschaftliche Aktivitäten war es noch zu früh, doch Hunger hatten alle schon. So entwickelte sich die Teezeit zu der eigentlichen Hauptmahlzeit des Tages und zur familiären Neuigkeitenbörse. Nach der Teezeit ist immer noch genug Zeit für ein kleines entspannendes Nickerchen, ein ausgiebiges Bad oder aufwendige Vorbereitungen für einen glanzvollen Auftritt zum Dinner- oder Theaterbesuch außer Haus. Das Dinner, zwischen sieben und acht Uhr abends, wird in den meisten Fällen nicht ganz so üppig ausfallen wie die Teezeit.

Neben einem aromatischen Tee mit Milch und Zucker sind natürlich zur Teezeit viele leckere Gaumenfreuden auf dem Tisch zu finden. Wer dem englischen Essen im allgemeinen wenig Geschmack abgewinnen kann, sollte sich auf die Teestunde konzentrieren! Hier werden die wirklichen Leckerbissen serviert.

Typisch britische Spezialitäten zur Teezeit (eine Auswahl):
- Kekse jeder Art und in jeder Variation. Besonders beliebt sind die braunen Ingwer-Kekse.
- Creme-Kuchenstücke: Hiervon gibt es zahllose köstliche Variationen, von Schokoladen- über Pistazien- zu Erdbeercre-

me. Für alle Stücke gilt, daß immer ein keksartiges Unter- und Oberstück durch eine dicke, süße Sahne-Crememasse zusammengehalten wird. Die Cremekuchen sind ein kulinarischer Schwerpunkt der Teezeit.

- Trockene Kuchen, oft mit Nüssen und Zuckerglasur und/oder kandierten Früchten.
- Das absolute Muß, sozusagen als herzhaftes Gegenstück zu den süßen Köstlichkeiten, sind die Sandwiches. Diese belegten Brote bestehen aus Weiß- oder Toastbrot. Die Ober- und Unterseiten sind dünn mit Butter bestrichen. Der Belag kann aus Käse oder Wurst bestehen. Fast immer wird ein Salatblatt auf den Belag plaziert. Die zusammengeklappten viereckigen Brote werden diagonal durchgeschnitten, so daß sich zwei dreieckige Sandwiches ergeben. Will man es ganz fein, wird zuvor noch der Rand vom Toastbrot entfernt. Die randlosen Sandwiches braucht man kaum noch zu kauen, sie zergehen fast von allein auf der Zunge.
- Spitzenreiter und Klassiker unter den Sandwiches ist das Gurken-Sandwich, ein Muß in jeder gehobenen Teegesellschaft. Hierbei werden auf die gebutterten Toastober- und Unterseiten Gurkenscheiben gelegt. Die Gurke sollte vorher geschält werden, und die Scheiben sollten nicht gesalzen sein. Diagonal durchschneiden: Fertig!

Die deutsche Kaffeetafel am Nachmittag ab drei Uhr ist mit der englischen Teezeit nicht vergleichbar. Zwar gibt es zu beiden Anlässen Kuchen, doch hier enden im Grunde schon die Gemeinsamkeiten. Denn bei der Teezeit sitzt man ungezwungen auf Sofas und Sesseln im Wohnzimmer und nimmt fast nebenbei die Kuchen oder Sandwiches von den bereitstehenden Platten. Das Sitzen um den großen gedeckten Eßtisch, wie in Deutschland üblich, findet bei der Teezeit nicht statt.

Ein verbreiteter Irrtum ist, daß die süßen Pies, also die englische Variante des Fruchtstrudels, zum Tee serviert werden. Die warmen Pies, der Applepie mit heißer Vanillesoße als Spitzenreiter, werden als Nachtisch entweder zum Mittag- oder zum Abendessen aufgetischt, aber nie zum Tee.

Übrigens: Aus irgendeinem Grund gilt es auf den britischen Inseln als nahezu sträflich, zumindest aber als unerhört und peinlich, die Teezeit ausfallen zu lassen oder sie gar zu ignorieren. Man sollte dafür wirklich einen sehr guten Grund haben.

In allen Lebenslagen waren und sind die Briten bemüht, zumindest die Teezeit aufrechtzuerhalten. Ob in Kriegs- oder Friedenszeiten, die Teestunde gilt und galt als so etwas wie die letzte Bastion der britischen Kultur, als tägliche Demonstration des »british way of life«. Selbst mitten auf dem Schlachtfeld nahmen britische Generäle noch ihren Tee. Auf dem heiligen Rasen von Wimbledon kann im Finale gerade der Matchball bevorstehen, pünktlich eine Minute vor fünf verlassen die Royals ihre königliche Loge und stehen genau um fünf im dahinter befindlichen Tearoom. Es gibt tatsächlich nur sehr wenige Gründe, die ein Verschieben der Teezeit rechtfertigen würden.

Umgekehrt kommt eine Einladung zur gemeinsamen Teezeit einer Aufnahme in den Freundes- oder Familienkreis nahe. Vergleichen ließe sich der Stellenwert einer Einladung zum Tee höchstens mit einer Einladung zum sonntäglichen Mittagessen in einer ländlichen Gegend Deutschlands. Entsprechend liegen zwischen einer Einladung zum Dinner oder zur Tea-time Welten. Denn das Abendessen (dinner) oder das Mittagessen (lunch) dienen oft geschäftlichen Besprechungen oder anderen beruflichen bis gesellschaftlichen Notwendigkeiten. Die Privatsphäre wird dadurch nicht unbedingt berührt.

Auch zur Teezeit wird der bewährte Drei-Minuten-Tee serviert. Meist ist die Teesorte nicht ganz so kräftig wie am Morgen, doch ist die anregende Wirkung durchaus erwünscht. Allgemein halten sich die Briten ohnehin sehr genau an die Ziehzeit zwischen drei und fünf Minuten. Einen länger gezogenen Tee wird man auf den Inseln kaum finden, geschweige denn serviert bekommen.

Die Ostfriesen: Kluntjes und Rahmlöffel

Die Ostfriesen sind insofern eine deutsche Besonderheit, als sie der Mehrheit der teutonischen Kaffeetrinker einfach den Rücken gekehrt haben. Auch wenn Ostfriesland offiziell zur Bundesrepublik Deutschland gehört, unterscheiden sich die Lebensgewohnheiten der Bewohner dieser Region doch deutlich vom Rest des Landes. Was ja nichts Schlechtes sein muß! Vielleicht können wir Nichtostfriesen von den ostfriesischen Teetrink-Gewohnheiten sogar noch etwas lernen, nämlich daß Gemütlichkeit sehr viel mit Tee zu tun haben kann.

Wenn auch das ostfriesische Teetrinken wiederum wenig mit der vornehmen englischen Teezeit gemein hat. Das sehr eigenständige kleine Volk und seine Lebensart läßt sich eher mit den freiheitsliebenden und trinkfesten Iren vergleichen. Denn bei den deutschen Teetrinkern Nr. 1 geht es viel weniger formell zu als bei den Briten. Dem kleinen Dorf von Asterix und Obelix vergleichbar, schwimmen die Ostfriesen mitten im Volk der Kaffeetrinker gegen den Strom. Die eingefleischten Teetrinker vom »platten Land« liegen mit ihrem Teekonsum *weltweit* an dritter Stelle, gleich hinter Irland (1. Platz weltweit) und England (2. Platz in der Weltrangliste). Genau wie die Iren und Engländer trinken die Ostfriesen schwarzen Tee mit Sahne und Zucker. Doch trotz fast gleicher Zutaten sind der ostfriesische und der britische Tee grundverschieden.

Die Ostfriesen haben ihre eigene Vorstellung davon, wie Tee schmecken muß und davon, wie er zubereitet werden sollte:

- Der traditionelle Tee muß schwarz, stark und kräftig sein, ohne weitere Zutaten wäre er kaum genießbar.
- Meist werden die Teeblätter direkt in die Teekanne gegeben und dort aufgebrüht. Der Tee zieht dann immer weiter. Doch gibt es auch hier, wie unter allen Teetrinkern, die verschiedensten Brühtechniken.

- Meistens bestehen die Ostfriesen-Teemischungen aus dem kräftigen und dunklen Assamtee.
- Traditionell werden in die Teetasse zuerst Kluntjes gegeben, das ist die ostfriesische Bezeichnung für Kandis.
- Der heiße Tee wird nun auf die Kluntjes gegossen, was diese leicht knistern läßt. Vermutlich haben sie diesem Geräusch ihren Namen zu verdanken.
- Von größter Wichtigkeit beim ostfriesischen Teetrinken ist, daß nicht umgerührt wird. Das gilt sowohl für den Zucker als auch für die Sahne.
- Der Zucker muß sich von selbst in der Teetasse lösen, was natürlich zur Folge hat, daß die ersten Schlückchen leidlich süß sind, man dafür aber gegen Ende die geballte Ladung an Süße »genießen« darf. Der letzte Schluck ist zugleich der Höhepunkt: Der Grad an Süßkraft ist nicht mehr zu übertreffen. Sehr beliebt ist auch das leichte Schwenken des letzten Schlucks, um die verbleibenden Kluntjes mit herauszuschwemmen und sie dann genüßlich zu zerkauen oder zu lutschen.
- Die Sahne für den ostfriesischen Tee ist besonders fett und dadurch dickflüssiger als gewöhnliche Sahne. Nicht überall in Deutschland wird diese extra dicke ostfriesische Teesahne angeboten.
- Doch wird die Sahne nicht einfach in die Teetasse hineingegossen. Es gibt einen speziellen ostfriesischen Sahnelöffel, der am oberen Ende eine Art Haken hat und dessen Löffelfläche sehr breit ist. Der Löffel wird an den Tassenrand gehängt, die Löffelfläche schwimmt auf dem Tee auf.
- Es wird soviel Sahne auf den Löffel gegossen, bis dieser untergeht. Das ist die richtige Maßeinheit für die Rahmmenge. Auch die Sahne wird nicht umgerührt, sondern muß sich ebenfalls von selbst im Tee verteilen. Dadurch schmeckt natürlich jeder Schluck Tee verschieden, je nach Rahm- und Zuckermenge, die man gerade zufällig erwischt.

Die Weigerung der Ostfriesen, ihren Tee umzurühren, mag aus dem Bedürfnis entstanden sein, jedem Schluck eine eigene Geschmacksnote abzugewinnen. Auf jeden Fall sollte man sich die Gelegenheit nicht entgehen lassen, einmal auf ostfriesische Art Tee zu trinken. Es ist wirklich ein besonderer Genuß und ein wirkliches Erlebnis.

Von Gerbsäuren und Koffein –
was im Tee drinsteckt

Um sprachlichen Verwirrungen vorzubeugen: Schwarzer und grüner Tee stammen vom Teestrauch oder Teebaum, der zu den Kameliengewächsen zählt. Im deutschen Sprachgebrauch werden auch heiße Aufgüsse von getrockneten Kräutern als Tee bezeichnet. Doch haben diese Pflanzengattungen unter botanischen Gesichtspunkten nichts miteinander zu tun.

Ein bißchen Botanik ...

Ursprünglich gab es zwei verschiedene Teetypen aus der Familie der Theaceae, die sich deutlich voneinander unterschieden:

- Der Teestrauch (Thea sinensis), auch als der chinesische Tee bezeichnet. Diese robuste Urpflanze wurde auch ohne ständiges Beschneiden nicht höher als drei oder vier Meter.
- Der Teebaum (Thea assamica), ein tropischer Baum, der bis zu zwanzig Meter hoch werden konnte.

Im Laufe der Zeit wurden aus diesen beiden Varianten des Tees unzählige Kreuzungen gezüchtet, für die verschiedensten klimatischen Gebiete der Erde. Die Plantagen züchten ihre eigenen Sorten, die dann aber alle nur nach dem jeweiligen Anbaugebiet benannt werden.

In den Teeplantagen werden die Teepflanzen stets beschnitten und so auf einer Höhe von ungefähr einem Meter gehalten. Diese Maßnahme ist für das Pflücken, das immer noch von Hand gemacht wird, natürlich von zentraler Bedeutung.

Geerntet werden die neuen Triebe der Teesträucher, und zwar immer die zwei jüngsten Blätter mit einer Knospe in der Mitte. Erst die Weiterverarbeitung entscheidet darüber, ob es sich am Ende um schwarzen oder grünen Tee handelt.

Tee ist wohl nach Wasser weltweit das beliebteste und am meisten getrunkene Getränk. Was zeichnet die Teeblätter aus, um sie bei Menschen jeglicher Kulturen zu einer so begehrten Ware zu machen?

Die Wirkstoffe im Tee:

Wie in jeder Pflanzenart kommen auch in den Teeblättern eine Vielzahl von Stoffen vor, die meisten allerdings nur in Spuren. Neben Mineralien wie Fluorid, den Vitaminen B und C, finden sich auch ätherische Öle im Tee. Doch die beiden Hauptbestandteile des Tees, das Koffein und die Gerbstoffe (Tannin), sind die bekanntesten Inhaltsstoffe. Sie sind der eigentliche Grund, warum so viele Menschen Tee trinken.

Koffein und Tein

Koffein hat bekanntermaßen eine anregende Wirkung auf Nerven und Kreislauf. Deshalb trinken zahlreiche Menschen gern und viel Kaffee. Doch zuviel Kaffee belastet Herz und Kreislauf und kann zu gesundheitlichen Schäden führen. Besonders Herzkranke, Patienten mit Bluthochdruck oder Venenleiden sollten den Kaffeekonsum einschränken. In der Vergangenheit rieten Ärzte diesen Patienten oft zum maßvollen Genuß von Tee, weil das sogenannte Tein ein anderer Wirkstoff als Koffein sei. Doch diese Annahme hat sich in den letzten Jahren als falsch erwiesen. Denn Koffein und Tein unterscheiden sich chemisch gesehen überhaupt nicht voneinander, es handelt sich um ein und denselben Stoff. Daraufhin wurde die Bezeichnung Tein aufgegeben. Der anregende Wirkstoff im Tee heißt nun auch Koffein, wie sein Pendant im Kaffee.

Einen wesentlichen Unterschied gibt es allerdings doch zwischen Koffein im Kaffee und Koffein im Tee: die Wirkung auf den Stoffwechsel.

Koffein im Kaffee	Koffein im Tee
Das Koffein im Kaffee regt die Herz- und Kreislauftätigkeit an. Gerade diese Wirkung kann den Körper allerdings auch sehr belasten. Er gerät in einen leichten Alarmzustand, als würde eine Adrenalinausschüttung simuliert.	Das Koffein im Tee nimmt einen anderen Weg: Es wirkt direkt auf das Gehirn und das Zentrale Nervensystem. Die Herz- und Kreislauftätigkeit wird so gut wie nicht beeinflußt.
	Das Koffein im Tee bewirkt eine sanfte Anregung, indem die Durchblutung des Gehirns gesteigert wird und dieses seine Aufgaben besser wahrnehmen kann.
	Wachheit, eine erhöhte Konzentrationsfähigkeit, besseres Reaktionsvermögen, verbesserte Denkfähigkeit wurden nach dem Genuß von Tee wissenschaftlich bestätigt. Diese Ergebnisse sind meßbar.

Die anregende Wirkung des Tees ist daher nicht nur gesünder, sondern nachweisbar nützlich, ohne zu schaden.

Es gibt noch einen weiteren gesundheitlichen Unterschied zwischen Kaffee und Tee: die Verträglichkeit. Was nicht am Koffein selbst liegt, sondern an den anderen Inhaltsstoffen, die Kaffee von Tee unterscheiden: den Gerbstoffen oder Gerbsäuren.

Die Gerbsäure

Kaffee schlägt wegen seiner Säure oft auf den Magen. Bei empfindlichen Menschen oder Magenkranken kommt es schnell zu einer Übersäuerung, was zu Schmerzen und Krämpfen führt. Hinzu kommt, daß Kaffee durch den Röstvorgang gebrannt wird. Und nicht jeder Magen verträgt die kohleartigen Brennrückstände, die zudem ungesund sind. Keinem Organismus kann es gut tun, wenn der Magen ständig gereizt und übersäuert wird und dazu noch Brennrückstände entsorgen muß.

Auch Tee hat leicht säuernde Eigenschaften, die jedoch nicht über das verträgliche Maß hinausgehen und daher gut kompensiert werden können.

- Der entscheidende Unterschied zum Kaffee liegt darin, daß die Teeblätter nicht gebrannt, sondern getrocknet werden. Dadurch fallen all jene Schadstoffe weg, die als Verbrennungsrückstände unseren Körper belasten und sogar krank machen können.
- Ein weiterer nicht zu unterschätzender Vorteil des Tees besteht darin, daß die Gerbstoffe beruhigend auf Magen und Darm einwirken.

Daher wird Tee wegen seiner Gerbstoffe schon seit Jahrtausenden als Heilmittel bei Magen- und Darmerkrankungen eingesetzt.

- Selbst Hunde sprechen nachgewiesenermaßen bei Magen- und Darmverstimmungen auf die unterstützende Behandlung mit Tee an. Der abgekühlte Tee wird dann einfach dem Trinkwasser zugefügt. Geht es dem Hund wieder besser, wird er das Tee-Wasser nicht mehr trinken wollen.

Koffein und Gerbstoffe wirken jedoch nicht unabhängig voneinander, sondern beeinflussen einander in ihrer Wirkung.
→ Die Menge der im aufgebrühten Tee gelösten Gerbstoffe steuert die Schnelligkeit, mit der das Koffein vom Körper aufgenommen wird.

Die optimale Ziehzeit für einen schnell munter machenden Tee beträgt drei Minuten. Dann sind noch nicht so viele Gerbstoffe gelöst, um das Koffein in seiner Wirkung abzubremsen. Der Muntermacher kann somit die Gehirn- und Nerventätigkeit schnell auf Hochtouren bringen.
Zieht der Tee länger, gelangen immer mehr Gerbstoffe in das Getränk. Diese beeinträchtigen nicht nur den Geschmack, sondern verlangsamen auch die Wirkung des Koffeins. Es dauert viel länger, bis das Koffein seine milde Anregung entfalten kann.

Fazit: Tee hat gegenüber Kaffee drei wesentliche Vorteile:
- Tee ist der natürliche Muntermacher Nummer eins.
- Tee hat keine Nebenwirkungen.
- Tee ist ein Heilmittel bei Erkrankungen des Verdauungssystems.

Schwarzer Tee

Der Tee wird von den Teesträuchern auf den Plantagen per Hand gepflückt. Jedes Herstellerland hat unterschiedliche Erntezeiten, entsprechend dem regionalen Frühling, Sommer und Herbst.

Die Teesträucher sind ein immergrünes Gewächs und gehören zu den Kamelienarten. Die Pflanzen brauchen bestimmte Wachstumsbedingungen und Witterungsverhältnisse, wobei Höhenlagen besonders geeignet sind.

Bei der Ernte werden von den Spitzen der Zweige nur die jungen Triebe gepflückt, und zwar immer nur zwei Blätter und eine dazwischen befindliche Knospe.

Nach dem Pflücken werden die frischen Teeblätter in den großen weiterverarbeitenden Hallen der Plantagen getrocknet, fermentiert und zerkleinert.

Die Herstellung des schwarzen Tees

In einem so großen Wirtschaftszweig wie der Teeproduktion gibt es natürlich verschiedene Methoden, um die frischen Teeblätter weiterzuverarbeiten.

Die jeweiligen Unterschiede im Arbeitsablauf basieren auf den zahlreichen Sortierungs- und Qualitätsstufen. Für den Fachmann ist das ein wichtiger Prozeß. Für den Laien jedoch sind die einzelnen Produktionsstufen im Detail eine komplizierte Angelegenheit, denn die Teeproduktion ist eigentlich eine Wissenschaft für sich. Dennoch wollen wir einen kurzen Einblick in die Entstehung des Tees geben. Immerhin ist es ein spannendes Thema, und wer die heilsame Wirkung von Tee ausprobieren möchte, sollte wissen, wie er entsteht.

Schwarzer Tee entsteht in fünf großen Phasen:
1. Das Welken: Den Blättern wird ein Teil der Feuchtigkeit entzogen.
2. Das Rollen: Die Oberfläche der Blätter wird aufgebrochen.
3. Das Fermentieren: Der Saft der Blätter wird oxidiert.
4. Das Trocknen: Der Zustand des Tees wird konserviert.
5. Das Sieben: Der Tee wird nach Größe sortiert.

Bei der konventionellen Teeproduktion werden all diese Schritte getrennt voneinander vollzogen. Jede dieser fünf Phasen stellt einen eigenen Arbeitsschritt dar und wird mit speziellen Maschinen bewerkstelligt.

Plantagen, die Tee für große Handelskonzerne herstellen, fassen jedoch einige dieser Arbeitsschritte zusammen und benutzen dementsprechend auch andere Maschinen. Stellt eine Plantage beispielsweise Tee nur für Aufgußbeutel her, braucht sie ausschließlich sehr klein zerschnittene Ware. Daher werden die frischen Teeblätter nach dem Welken auf die gewünschte Größe zerschnitten, zugleich mit einer einzigen Maschine zerquetscht und gerollt. Am Ende sind dann auch keine aufwendigen Sortierungen mehr nötig. Diese Verfahren sparen natürlich Zeit und sind dann sinnvoll, wenn ohnehin nur eine bestimmte Qualität vom Exporteur verlangt wird. Die Teeproduktion hat sich hier der Nachfrage angepaßt.

In der westlichen Welt wird schwarzer Tee immer noch zum größten Teil als Aufgußbeutel oder als loser, fein zerkleinerter, abgepackter Tee in Supermärkten verkauft. Zwar haben auch die Teeläden mit ihrem differenzierteren Angebot ihren Anteil am Verkauf von schwarzem Tee, der Hauptumsatz findet hier aber nicht statt.

Allen Modernisierungen und allen Aufgußbeuteln zum Trotz wird immer noch die Hälfte des schwarzen Tees nach der konventionellen, in Fachkreisen orthodox genannten Methode hergestellt. Gewiß, die eingesetzten Maschinen sind im Lauf des letzten Jahrhunderts verbessert und modernisiert worden, doch der Arbeitsablauf ist immer noch derselbe wie vor hundert oder sogar hundertfünfzig Jahren, als der Teehandel allmählich weltweit betrieben wurde.

Vielleicht denken wir bei der nächsten Tasse Tee, die wir genußvoll trinken, einmal daran, welche Arbeitsschritte notwendig waren, bis das dampfende Getränk vor uns stehen konnte.

Das Welken

- Die frisch gepflügten Blätter werden auf Drahtgittern ausgebreitet, die bis zu 30 Meter lang sind.
- Große Ventilatoren pusten nun permanent Luft durch die Blätter und entziehen ihnen damit Feuchtigkeit. Die Teeblätter verlieren bei diesem Vorgang ungefähr 30 Prozent ihrer Flüssigkeit. In der Regel werden die Blätter von der normalen Außenluft durchströmt, da die Temperaturen in den Anbaugebieten meist warm genug sind. Sollte es doch etwas kälter sein, können diese Ventilatoren die Luft auch vorheizen.
- Der Sinn des Welkens ist es, die Blätter weich zu machen.
- Das Welken dauert zwischen acht und zwölf Stunden.

Das Rollen

- Bei diesem Arbeitsschritt werden die welken Teeblätter in eine spezielle Maschine gegeben. Dort werden sie gequetscht, gerieben, zerdrückt und gewalzt.
- Der Sinn des Rollens ist, den Pflanzensaft aus den Blättern heraustreten zu lassen. Dieser Saft ist es, der im Grunde den Tee ausmacht. Der Blattsaft wird aber nicht abgesondert,

sondern im Gegenteil den Blättern immer wieder zugefügt, denn um ihn geht es schließlich.

- Ein Rolldurchlauf dauert ungefähr 30 Minuten.
- Eine Ladung Teeblätter kann mehrmals durch die Rotorvane-Maschine laufen. Sollen die Teeblätter größer bleiben, finden nur ein oder zwei Durchläufe statt. Je kleiner der Tee sein soll, desto öfter muß er gerollt werden (das gilt nur für die orthodoxe Methode!).
- Beim Rollen wird also bereits entschieden, wie stark die Teeblätter zerkleinert werden.
- Gelegentlich werden bei diesem Arbeitsschritt schon Aussiebungen vorgenommen, die für den Fachmann von Bedeutung sind.

Das Fermentieren

- Der beim Rollen austretende Blattsaft beginnt bei Luftkontakt sofort zu fermentieren. Manchmal wird dieser Prozeß durch kühlende Luft verlangsamt.
- Fermentieren ist ein natürlicher chemischer Umwandlungsprozeß. Der Blattsaft oxidiert mit der Luft, verändert also seinen chemischen Zustand. Es ist ein Vorgang der Gärung.
- Der Tee soll aber nicht vollständig, sondern nur bis zu einem gewissen Grad vergären.
- Aus den Rollmaschinen kommen die zerkleinerten und mit dem eigenen Saft getränkten Teeblätter auf große lange Platten, die entweder wie riesige Regale übereinander oder wie große Tische nebeneinander stehen.
- Das Fermentieren dauert zwei bis drei Stunden. Der Blattsaft verändert dabei seine Farbe. Und zwar so, wie wir ihn später in unserer Teetasse wiederfinden. In diesem Stadium verliert der grüne Tee sein Aussehen und wird kupfern bis rotbraun.
- Wann die Oxidation beendet werden soll, entscheidet ein Fachmann, der die Teeblätter ständig überprüft. Die Ent-

scheidung fällt nach Farbe und Geruch der Blätter und erfordert viel Erfahrung.

Das Trocknen

- Ist der gewünschte Fermentierungsgrad erreicht, kommt der Tee in den Trockner, eine Maschine, die trockene Heißluft durch die Teeblätter bläst. Das Fermentieren wird gestoppt.
- Der Sinn des Trocknens besteht darin, den Teeblättern die Feuchtigkeit zu entziehen. Der Blattsaft klebt nun an den zerkleinerten Blättern fest.
- Durch den Feuchtigkeitsmangel kommt die Oxidation fast vollständig zum Erliegen, nur noch ein winziger Rest Feuchtigkeit bleibt erhalten, er reicht aber nicht aus, um die Gärung aufrechtzuerhalten.
- Die Temperatur beträgt während des gut zwanzigminütigen Trocknens zwischen 85 °C und 88 °C.
- Während des Trocknens wird der Tee immer dunkler, bis am Ende der schwarze Tee entstanden ist, den wir in Teegeschäften kaufen können.

Das Sortieren

- Der schwarze Tee wird nun auf große Siebe gelegt, die maschinell geschüttelt werden.
- Durch die Schüttelsiebe werden die Blattgrößen ausgesiebt.
- Die Größe des Teeblattes hat nichts mit der Qualität des Tees zu tun, denn es ist ja derselbe Tee, nur ist er mal kleiner, mal größer.

Das Herstellungsverfahren für schwarzen Tee ist vom Prinzip her überall auf der Welt gleich. Die vielen Teesorten werden in ihrem Geschmack und in ihrer Farbe vom Teestrauch selbst bestimmt.

Ein Teestrauch ist das Resultat jahrelanger Züchtung. Und genau wie Himbeeren nicht gleich Himbeeren sind, sind auch die Teesträucher sehr verschieden voneinander. Der einzelne Himbeerbusch bringt Himbeeren verschiedener Größe und mit speziellem Aroma hervor. So verhält es sich auch beim Teestrauch. Die besonderen Züchtungen der Teesträucher werden meistens auf den Plantagen selbst hergestellt und sind Resultat langjähriger Erfahrung. Die Farbe und das besondere Aroma einer Teesorte allerdings ist abhängig von der Region, in welcher der Teestrauch wächst. Klima, Höhenlage, Witterung und Bodenbeschaffenheit geben dem Tee das individuelle einzigartige Gepräge, das wir dann Sorte nennen.

Dabei hat das Anbaugebiet eines Teestrauches sogar einen noch entscheidenderen Einfluß auf Geschmack und Farbe des Tees als die Züchtung. Würde man einen Teestrauch aus China nehmen und ihn in Indien anpflanzen, bekämen die Blätter durch die dortige Witterung und den besonderen Boden einen anderen Geschmack. Nach einer Weile würde der chinesische Teestrauch nicht mehr wie chinesischer Tee, sondern eben wie indischer Tee dieses Gebiets schmecken. Wenn man auch zugeben muß, daß die spezielle Züchtung auch eigene Geschmackscharakteristika aufweist. Dennoch sind Klima, Erde, Luft und Wasser entscheidende Einflußfaktoren.

Fazit: Der Standort bestimmt den Geschmack und die Farbe des Tees.

Dieser Umstand führte dazu, daß die einzelnen Teesorten nach der Region benannt worden sind, aus der sie stammen. Die Regionen bezeichnen immer ein unter Umweltbedingungen gesehen relativ gleichartiges Gebiet. Doch da beginnt es für den Nichtexperten schwierig zu werden. Kennen Sie alle Gebietsbezeichnungen Hinterindiens? Vermutlich kaum. Was aber weder ein Makel, noch eine Bildungslücke ist, denn es darf bezweifelt werden, daß sehr viele Inder wissen, wo beispielsweise der Spessart liegt.

Damit Sie ab jetzt nachschauen können, woher Ihr Lieblingstee eigentlich kommt, zeigen die folgenden Tabellen einige der bekanntesten Teeregionen der Welt.

Die berühmtesten Tee-Anbaugebiete der Welt

Obwohl es auf allen Kontinenten der Erde viele Gebiete gibt, in denen Tee gedeiht und auch angebaut wird, haben sich einige Regionen als führend auf dem Weltmarkt behauptet. Die Tabellen geben einen kleinen Überblick über die handelsüblichen Bezeichnungen der Teesorten und über ihre Bedeutung.

Der Name einer Teesorte bezeichnet als erstes das Herkunftsgebiet. Üblicherweise ist immer die Provinz oder Region genannt, in welcher der Tee gewachsen ist.

Selbst für eingefleischte Teetrinker mag es erstaunlich klingen, daß Australien, Brasilien, der Iran, Japan, Mauritius, Neuguinea, die Seychellen, Südafrika, die Türkei, die ehemalige Sowjetunion oder Vietnam, um nur einige Länder zu nennen, Tee anbauen. Wenn auch die dortige Produktion im Vergleich zu den Hauptexporteuren des Weltmarktes gering ist und fast vollständig im eigenen Land konsumiert wird, ist es dennoch interessant zu wissen, daß Tee praktisch auf jedem Erdteil zu finden ist und überall auch gern getrunken wird.

Ebenso wie es weltweit vier Teenationen gibt, deren Trinkgewohnheiten die anderen Völker beeinflußt haben, existieren auch vier Hauptproduzenten der Teeblätter, die sich den großen Weltmarkt teilen.

Die weniger bedeutenden Teeproduzenten haben zwar immer einen gewissen Anteil am Weltmarkt, aber den großen Kuchen teilen sich Indien, China, Sri Lanka und Kenia.

Man geht davon aus, daß weltweit über zwei Millionen Tonnen

Tee produziert werden, wobei mindestens die Hälfte in den Erzeugerländern bleibt – für den Eigenbedarf.

Indien – größter Teeproduzent der Welt

Indien produziert pro Jahr auf gut 6000 Plantagen rund eine Dreiviertel Million Tonnen Tee. Daher ist das zweitgrößte Land Asiens absoluter Marktführer im Tee-Export. Die geographischen Gegebenheiten der zahlreichen Plantagen sind allerdings sehr unterschiedlich, und so haben auch die Teesorten der einzelnen Gebiete einen ganz eigenen Geschmack und eine ganz individuell verschiedene Farbe.

Name der Teesorte	Gebietsbeschreibung
Assam	Hochebene am indischen Fluß Brahmaputra
Darjeeling (wohl der bekannteste Tee der Welt und auch der kostbarste)	Nordindien, in 2000 Meter Höhe, an den Südhängen des Himalaja, in der Nähe der Stadt Darjeeling, zwischen drei Flußläufen gelegen
Dooars	Gebiet schließt an die Assam-Hochebene am Brahmaputra an.
Nilgiri	Hochebene in Südwest-Indien
Travancore	Hochebene in Südwest-Indien

Schwarzer chinesischer Tee

China als der zweitgrößte Teeproduzent der Welt erzeugt jährlich über eine halbe Million Tonnen Tee. Dennoch bleibt der größte Teil des chinesischen Tees im eigenen Land und wird dort konsumiert. Obwohl der chinesische Tee hauptsächlich als grüner Tee bekannt ist, produziert China auch große Mengen und viele Sorten schwarzen Tees.

China ist der zweitgrößte Teeproduzent und der drittgrößte Exporteur der Welt. Fast jede Provinz des Landes produziert Tee der verschiedensten Ausprägungen. Die älteste Teenation der Welt bietet wohl auch heute noch die breiteste Palette an Teesorten. Daher sollen hier nur einige genannt werden, die üblicherweise im normalen Teehandel zu finden sind.

Name der Teesorte	Gebietsbeschreibung
Chingwo Hunan Keemun Ningchow Panyong Pingsuey Szechuan Yunnan	Die chinesischen Teesorten sind alle nach Hochebenen und Gebirgshängen benannt, die vorwiegend im Süden und der Mitte des großen Landes liegen.

Auch Taiwan, der vom restlichen China unabhängige Inselstaat, produziert schwarzen Tee. Allerdings ist dieser Anteil auf dem Weltmarkt bei weitem nicht so hoch wie die Produktion von grünem Tee und vor allem von Oolong, dem grün-schwarzen Tee.

Sri Lanka (Ceylon) – ein starker Produzent und Exporteur

Der drittgrößte Teelieferant auf dem Weltmarkt ist Sri Lanka, mit knapp einer Viertel Million Tonnen Tee pro Jahr. Der Tee dieses asiatischen Landes ist unter dem Namen Ceylon bekannt. So hieß Sri Lanka zu Beginn seiner Teeproduktion – der Tee hat trotz der Umbenennung des Landes seine Bezeichnung behalten.

Name der Teesorte	Gebietsbeschreibung
Dimbula	Südwesten der Adams Peak-Berge
Nuwara Eliya	An den Hängen des Adams Peak, also unterhalb der beiden anderen Anbaugebiete
Uva	Hochebene auf der Adams Peak-Bergkette

Kenia – das unterschätzte Land in Sachen Tee

Für viele Teetrinker dürfte es ebenso erstaunlich wie interessant sein, daß Kenia viertgrößter Tee-Exporteur weltweit ist. Mit über 200 000 Tonnen Tee ist das afrikanische Land dem traditionellen Ceylon-Tee mengenmäßig dicht auf den Fersen. Vielleicht haben Sie den Namen der Anbaugebiete schon einmal gehört oder gelesen, ohne zu wissen, daß es sich dabei um afrikanischen Tee handelt.

Das afrikanische Land an der Ostküste des Kontinents besteht, bis auf einen breiten Küstenstreifen, fast nur aus Hochebenen und Gebirgshängen. Daher bieten sich ideale Bedingungen für die vier Hauptsorten des Landes.

Name der Teesorte	Gebietsbeschreibung
Kericho Meru Nandi Nyeri	Hochebene und Gebirgshänge

Diese vier Großexporteure führen den Weltmarkt mit Abstand an. Daneben wird traditionell auch in Indonesien Tee produziert, der zwar nicht von höchster Qualität ist, aber auch seine Abnehmer auf dem Weltmarkt findet, wobei die Exportzahlen deutlich hinter den Hauptexportnationen zurückbleiben. Erstaunlicherweise sind die beiden Hauptgebiete des Teeanbaus in Indonesien hierzulande recht bekannt, auch sie haben dem Tee ihren Namen gegeben: Sumatra und Java.
Die staatliche Teeproduktion in Sumatra und Java unterscheidet den Tee nicht noch zusätzlich in einzelne Anbaugebiete. Der Tee wird in großen Mengen erzeugt, zusammengefaßt und mit einheitlicher, wenn auch nicht herausragender Qualität exportiert. Die riesigen Anbauflächen sind über das ganze Land verteilt.

Da die Geschmäcker bekanntlich verschieden sind, ist es sehr schwer, eine Beschreibung der Geschmacksrichtungen der vielen einzelnen Teesorten zu geben. Dennoch mag die folgende Tabelle bei der Teeauswahl eine kleine Orientierungshilfe sein. Ihre Lieblingssorte sollten Sie aber am besten selbst herausschmecken. In vielen Teegeschäften besteht die Möglichkeit, auch kleine Mengen Tees zu kaufen und diese dann zu Hause zu testen.

Geschmack und Aussehen einiger berühmter Tees

Teesorte	Geschmack	Farbe
Assam	kräftig, würzig, voll	dunkelbraun, kräftig
Darjeeling	intensiv-lieblich	mittel-bernstein-farben
Dimbula	fein-herb weiches Aroma	mittel-goldbraun
Dooars	kräftig, vollmundig	dunkel
Java	abgerundet, aromatisch	mittel-rotbraun
Nilgiri	aromatisch	mittelbraun
Nuwara-Eliya	fein-herb, aromatisch	mittel-goldbraun
Sumatra	abgerundet, aromatisch	mittel-rotbraun
Uva	vollmundig, frisch, aromatisch, fein-herb	mittel-goldbraun

Nicht bei allen Sorten, die oben als kleine Auswahl beschrieben wurden, werden wir in den Genuß kommen, sie als einzelne Sorte probieren zu können. Denn viele Tees, die wir im Handel kaufen können, sind Mischungen aus verschiedenen Teesorten. Nicht alle Teesorten haben nämlich ein so deutliches individuelles Aroma, daß sie alleine einen interessanten Geschmack ergeben würden. Trotz einer Vielzahl an Züchtungen und einem Jahrhundert voller Experimente im Teeanbau gibt es eben nur einen Darjeeling, der diesen speziellen, ausgeprägten Geschmack hat.

Die Teehändler versuchen dem Geschmack der Verbraucher nachzukommen und entwickeln ständig neue Mischungen von Teesorten, die dann meist einen eigenen Namen tragen.

Auf manchen handelsüblichen Packungen ist die Mischung der Sorten angegeben, und der Verbraucher kann sich durch die Variationen der Mischungen hindurchschmecken.

Doch besonders bei Teebeuteln wird es für den Verbraucher meist ein unlösbares Rätsel bleiben, um welche Mischung es sich handelt.

Dennoch ist eine Tee-Mischung nichts Minderwertiges oder Schlechtes, im Gegenteil, oftmals trifft eine besondere Mischung verschiedener Teesorten genau unseren persönlichen Geschmack.

Grüner Tee

In der westlichen Welt wird fast ausschließlich schwarzer Tee getrunken, anders als in den asiatischen Ländern. China, Taiwan und Japan sind die Länder des grünen Tees. Hinzu kommen Nordafrika und der Mittlere Osten, wo grüner Tee ebenfalls geschätzt wird. Wobei der grüne Tee in unzähligen Sorten vertreten ist, darunter ganz besondere Raritäten.

Doch was ist grüner Tee, und was unterscheidet ihn vom schwarzen Tee? Warum gilt der grüne Tee als besonders gesund? Woher kommt der grüne Tee, und welche Sorten gibt es? Fragen über Fragen, die wir in diesem Kapitel beantworten werden. Darüber hinaus wollen wir auch die erst jüngst erkannte Bedeutung des grünen Tees in der Kosmetik nicht vergessen. Informationen und Rezepte dazu lesen Sie bitte ab S. 101.

Was ist grüner Tee, und was unterscheidet ihn von schwarzem Tee?

Der grüne Tee stammt genauso vom Teestrauch wie der schwarze Tee. Der Unterschied zwischen beiden entsteht erst bei der Weiterverarbeitung. Nach dem Pflücken sind schwarzer und grüner Tee noch gleich. Es sind dieselben Blätter, die auf dieselbe Art gepflückt werden.

Natürlich sind im Laufe der Jahrhunderte auch besondere Züchtungen entstanden, die grünen Tee mit einem speziellen Geschmack hervorbringen, ähnlich wie bei den Teesträuchern, die den Rohstoff für schwarzen Tee liefern.

Ein wesentlicher Unterschied zwischen grünem und schwarzem Tee besteht darin, daß der grüne Tee nicht fermentiert wird. Der Blattsaft wird bewußt an der Oxidation gehindert und nimmt somit nicht die dunkle Färbung an. Grüner Tee durchläuft keinen chemischen Veränderungsprozeß. Die Blätter werden, vereinfacht gesagt, lediglich getrocknet.

Durch seine Milde und das Fehlen von Oxidationssäuren gilt der grüne Tee oft als der gesündere Tee. Darüber läßt sich jedoch streiten. Ohne Zweifel sind die Teeblätter weniger manipuliert, es findet keine chemische Umwandlung statt. Der grüne Tee ist insofern die naturbelassenere Variante des Tees. Er wirkt ebenso anregend auf den Geist wie der schwarze Tee, denn der Anteil des Koffeins ist derselbe.

Da grüner Tee nicht nur Bestandteil der japanischen Teezeremonie ist, sondern auch generell das buddhistische Leben begleitet, hat er sich den Ruf erworben, ein »Klärer des Geistes« zu sein. Da schwarzer Tee im buddhistischen Tempelleben keine Rolle spielt, läßt sich seine »meditativ« verstärkende Wirkung nicht feststellen.

Die Herstellung von grünem Tee

Wie beim schwarzen Tee unterscheidet man auch beim grünen Tee fünf unterschiedliche Produktionsphasen. Die vielen Untersorten, kleineren und größeren Abweichungen sollen auch hierbei außer acht gelassen werden. Wir stellen das allgemeine Verfahren vor.

Der grüne Tee entsteht in fünf großen Phasen:
1. Das Welken: Den Blättern wird ein Teil der Feuchtigkeit entzogen.
2. Das Dämpfen: Dabei sollen die Fermente zerstört werden.
3. Das Rollen: Die Oberfläche der Blätter wird aufgebrochen.

4. Das Trocknen: Der Zustand des Tees wird konserviert.
5. Das Sieben: Der Tee wird nach Größe sortiert.

Das Welken
Dieser Arbeitsschritt verläuft hier genauso wie bei der Herstellung des schwarzen Tees. Den Blättern wird durch große Ventilatoren so viel Feuchtigkeit entzogen, daß sie weich und welk werden.

Das Dämpfen
Nach dem Welken sind die Teeblätter noch ungebrochen und geschlossen. Es tritt kein Blattsaft aus. Da beim grünen Tee das Fermentieren unter allen Umständen vermieden werden soll, müssen die Fermente im Blattsaft zerstört werden. Das heißt, das Fermentieren, das den schwarzen Tee erst zu schwarzem Tee macht, wird beim grünen Tee verhindert.
Der Dampf wird durch die noch ungebrochenen gewelkten Teeblätter geschickt und zerstört dadurch die Enzyme, welche sonst eine Oxidation des Blattsaftes bewirkt hätten. Nachdem diese Teefermente unschädlich gemacht worden sind, haben die Teeblätter noch immer ihre olivgrüne Farbe, die sie auch behalten werden.

Das Rollen
Der grüne Tee wird genau wie der schwarze Tee im Anschluß an das Dämpfen gerollt, doch beim grünen Tee geschieht dieses Rollen in leichterer Form. Ein zu großes Aufbrechen der Blätter oder eine zu große Zermatschung soll dadurch verhindert werden. Denn die unter Umständen noch vorhandenen Fermente im Blattsaft dürfen nicht an die Oberfläche gelangen, wo sie am Ende doch noch die unerwünschte Oxidation her-

beiführen könnten. Das Rollen nimmt nur wenige Minuten in Anspruch.

Das Trocknen

Sofort nach dem Rollen werden die Teeblätter in die Trocken-maschinen gefüllt. Die Hitze soll den grünen Zustand möglichst rasch konservieren.

Das Sieben

Auch hier erfolgt die Sortierung mit Schüttelsieben, allerdings werden bei grünem Tee feinere Blattgrade eher selten ange-strebt.

Grüne Teesorten

Schwarzer Tee wird nach seinem Anbaugebiet benannt. Das ist beim grünen Tee nicht der Fall. Hier sind die Verarbeitung und der Teestrauch entscheidende Faktoren für den Charakter des Endproduktes.

Die Hauptsorten des *grünen* Tees werden nach der speziellen Züchtung benannt, also nach dem Teestrauch, außerdem nach dem Erscheinungsbild des getrockneten Blattes.

Da manche Tees nur in bestimmten Ländern und dazu mit speziellen Verfahren hergestellt werden, könnte man anneh-men, daß die Anbauregion hier der Namensgeber ist. Doch auch wenn dieselbe Produktion mit demselben Teestrauch und dem-selben Endergebnis am anderen Ende der Welt durchgeführt würde, so würde das am Namen des grünen Tees nichts ändern.

Die Hauptsorten des grünen Tees

Teesorte	Herstellungsländer
Chun Mee	China, Taiwan, Japan, Indien, Bangladesch
Gunpowder	China, Taiwan, Indien
Hyson	China
Sencha	Taiwan, Japan
Sowmee	China, Taiwan, Japan, Indien

Trotz dieser scheinbar einfachen Übersicht sind die Sorten und Feinheitsgrade beim grünen Tee für den Laien schwer erkennbar. Am besten, man probiert ihn einfach, denn schließlich soll der Tee trotz all seiner wohltuenden Wirkung auch schmecken.
Bei den Hauptsorten wird auf den Verpackungen meist das Herstellerland mit angegeben. So finden wir beispielsweise chinesischen oder japanischen Chun Mee im Handel. Echte Teekenner können sogar diese Unterschiede herausschmecken. Zur Orientierung gibt die folgende Tabelle einen allgemeinen Überblick über Aussehen und Geschmack der fünf Hauptsorten des grünen Tees.

Blattbild, Farbe und Geschmack der Hauptsorten

Teesorte	Blattbild	Farbe	Geschmack
Chun Mee	klein geschnitten, länglich	hell- bis dunkelgrün	kräftig bis deutlich
Gunpowder	rund, Kugelblatt	dunkelgrün	mittel-intensiv
Hyson	länglich	hell- bis dunkelgrün	mild bis mittel-intensiv
Sencha	langes Blatt	hell- bis mittelgrün	feines Aroma
Sowmee	unregelmäßig, zerrissenes Blatt	mittel- bis dunkelgrün	kräftig bis mittel-intensiv

Doch der grüne Tee ist nicht nur ein Genuß- und Heilmittel, er läßt sich auch äußerlich anwenden. In der Schönheitspflege hat er eine sehr alte Tradition. Die Gerbstoffe im Tee bewirken ein Zusammenziehen der Haut. Deshalb wurde er in früheren Zeiten nicht nur zur optischen Verschönerung verwendet, sondern auch in der Wundbehandlung. Viele Teebauern legen noch heute ganz selbstverständlich Tee auf Wunden. Die Haut zieht sich zusammen und heilt schneller.

Der Oolong:
Grün-schwarzer Tee

Der Oolong-Tee ist in der westlichen Welt weniger bekannt als der schwarze oder grüne Tee. Bei dieser dritten Variante vom Teestrauch handelt es sich um einen grün-schwarzen Tee, eine Art Zwitter:
Der Oolong ist ein halbfermentierter Tee.
Nicht nur in der Farbgebung, sondern auch beim Geschmack liegt der Oolong zwischen schwarzem und grünem Tee. Die Farbe der getrockneten Blätter ist eher bräunlich, und der gebrühte Tee nimmt dann eine Farbe zwischen hell- bis mittelbraun an.

Dennoch ist der Oolong eine eigenständige Teeart. Es ist eben keine Mischung grüner und schwarzer Teeblätter. Dieser Tee hat eine ganz eigenständige, charakteristische Ausprägung.

Die Herstellung des Oolongs

Die Herstellung erfolgt nach traditionellen Methoden, die sehr zeitaufwendig und arbeitsintensiv sind. Schwerpunkt des Herstellungsverfahrens sind vielfache Trockenvorgänge, die je nach Plantage variieren.

→ Der Kernpunkt bei der Herstellung von schwarzem Tee ist das Fermentieren.
→ Der Kernpunkt bei der Herstellung von grünem Tee ist das Dämpfen und somit das Verhindern des Fermentierens.

→ Der Kernpunkt bei der Herstellung von Oolong ist das Trocknen. Trotz der üblichen Unterschiede in den verschiedenen Herstellungsstätten ist auch für den Oolong ein allgemeiner Überblick über seine Entstehungsphasen möglich.

Der Oolong entsteht ebenfalls in fünf großen Phasen:
1. Das Sonnentrocknen: Dabei erfolgt die Halbfermentierung.
2. Das erste Trocknen: Den Blättern wird weitere Feuchtigkeit entzogen.
3. Das Pfannenrösten: Die Oxidation wird gestoppt.
4. Das Rollen: Ein Zusammenklumpen wird vermieden.
5. Das Ofentrocknen: Die restliche Feuchtigkeit wird entzogen.

Das Sonnentrocknen
Sofort nach dem Pflücken werden die Teeblätter in der Sonne getrocknet. Dabei findet die Halbfermentierung statt. Die Bruchstelle am Stiel der Teeblätter ist eine offene Stelle, wo der Blattsaft austritt und an der Luft oxidiert, also fermentiert. Ebenso fermentiert der Blattrand, mal mit und mal ohne Hilfe. Die Umrandung des Teeblattes ist nach der Sonnentrocknung fermentiert, das Blatt selbst ist grün.

Das erste Trocknen
Die vorgetrockneten Blätter kommen nun in die Fabrik, um gleich weitergetrocknet zu werden. Hier sollen sie weiter welken, wobei das Fermentieren verlangsamt wird. Diese erste maschinelle Trocknung ist ein kurzer Vorgang.

Das Pfannenrösten
Gleich nach der ersten Trocknung werden die Blätter auf großen Metallplatten, die Pfannen ähneln, leicht geröstet. Das Erhitzen

stoppt auch hier das Fermentieren, indem es die Enzyme im Blattsaft zerstört. Es ist ein anderes Verfahren der Hitzezufuhr als das Dämpfen, aber die Absicht ist dieselbe: die Beendigung des Oxidationsprozesses.

Das Rollen

Die Teeblätter werden, wie beim grünen Tee, nur leicht gerollt. Das Blatt soll nicht allzusehr aufgebrochen werden, um nicht zuviel Blattsaft herauszupressen und so vielleicht doch noch eine unerwünschte weitere Fermentierung zu erzeugen. Beim Oolong wird zusätzlich eine Maschine namens Ballbreaker eingesetzt, damit die Blätter beim Rollen nicht zusammenklumpen.

Das Ofentrocknen

Nach dem Rollen werden die Blätter erneut getrocknet, wieder in einem Ofen auf Metallplatten, also quasi geröstet. Der letzte Durchgang der heißen Ofentrocknung wird teilweise mehrfach wiederholt, so lange, bis das Ergebnis zufriedenstellend ist.

Viele Teeliebhaber empfinden den Oolong als die Urform des Tees, aus den Zeiten ohne Maschinen und übermäßige menschliche Manipulation.

Das klingt schlüssig. Wenn vor Jahrtausenden Bauern ihren Tee anpflanzten und pflückten, scheint es die natürlichste Art des Trocknens gewesen zu sein, die Blätter einfach in die Sonne zu hängen. Dadurch kam es zur Halbfermentierung. Erst als der sonnengetrocknete Tee einmal nicht so ausfiel wie gewünscht, vielleicht, weil es in jenem Sommer nicht soviel Sonne gab wie im Jahr zuvor, mag sich ein Bauer überlegt haben, wie er diesen Zustand wiederherstellen könnte. Was lag da näher, als die vielleicht etwas zu feuchten Blätter in der hauseigenen

Pfanne nachzutrocknen, also leicht zu rösten? Taiwan, das ehemalige Formosa, ist einer der Hauptproduzenten dieser Teespezialität.

Aromatisierte Tees

Es gibt ein breites Angebot sogenannter aromatisierter Tees. Hierbei werden dem Tee getrocknete Blüten, Blätter, Fruchtstücke oder Gewürze zugefügt. Die Abstimmung der einzelnen Teesorte mit den Zutaten bedarf einiger Erfahrung. Vielfach werden die Tees auch mit Aromaölen versetzt, um die gewünschte Geschmacksrichtung zu erhalten.

Nach der deutschen Lebensmittelverordnung darf der Anteil der Aromastoffe drei Prozent nicht übersteigen. Bei den Ölen dürfen nur natürliche oder naturidentische Öle verwendet werden. Künstliche Aromaöle sind nicht zugelassen.

Auch wenn manche Teetrinker bei Aromatees die Nase rümpfen, erfreuen sich diese Produkte steigender Beliebtheit. Besonders die Klassiker unter den Aromatees werden allgemein sehr akzeptiert. So zum Beispiel der Tee Earl Grey, der nach dem in den 30er Jahren des 19. Jahrhunderts amtierenden englischen Premierminister Edward Grey benannt wurde.

Das einzelne Aroma ist sicherlich Geschmackssache, doch sollte man die aromatisierten Tees nicht fälschlicherweise für schlechtere Produkte halten.

Klassiker der Aromatees

Name der Teesorte	Geschmack
Earl Grey	Mit dem Öl der Bergamotte
Lapsang Souchong (Rauchtee)	Rauchig bis geräuchert, herb
Lichee-Tee	Fruchtig bis süßlich
Jasmin-Tee	Fein-herb, aromatisch, leichte Süße
Rosen-Tee	Fein-lieblich, zart-blumig

Teesorten: Qualität, Herkunft und Blattgrade

Grundsätzlich werden alle Teearten von Teesträuchern, also botanisch gesehen von der gleichen Pflanze, gewonnen. Ob ein Tee schwarz, grün oder grün-schwarz (Oolong) sein soll, wird allein durch die Wahl der Weiterverarbeitung entschieden! Vor der Behandlung ist jeder Tee frisch und grün. Aus frischen Teeblättern könnte theoretisch jede Teeart produziert werden.

Eine Teesorte wird grundsätzlich von zwei Hauptfaktoren bestimmt:

I. Der Züchtung: Eine Teesorte ist das Resultat einer Züchtung aus den beiden Urpflanzen, dem chinesischen Teestrauch und dem tropischen Teebaum. Die besonderen Züchtungen der heutigen Teesträucher werden meistens auf den Plantagen selbst vorgenommen und sind Resultat langjähriger Erfahrung.

II. Der Region: Das Anbaugebiet wird gekennzeichnet durch das Klima, die Höhenlage, die Witterung und Bodenbeschaffenheit.

Diese beiden Hauptfaktoren sind natürlich nicht unabhängig voneinander, sondern beeinflussen sich gegenseitig.

- Beim schwarzen Tee haben wir gesehen, daß die Region, in welcher die Teesträucher stehen, von ausschlaggebender Bedeutung für Farbe und Geschmack der jeweiligen Teesorte ist. Die Beschaffenheit der einzelnen Anbaugebiete ist so entscheidend, daß sie den schwarzen Teesorten ihre Namen geben.

- Beim grünen Tee ist die Züchtung, also der spezielle Teestrauch, von größerer Bedeutung, außerdem der Zustand des
  getrockneten Blattes.

Die Qualitätsmerkmale des Tees

Auch innerhalb der einzelnen Teesorten gibt es Qualitätsunter-
schiede. Denn wie bei jeder Ware, bestimmen auch beim Tee
der Zustand des Rohmaterials und die Verarbeitung die Qualität
des Endproduktes. Bei schwarzem Tee bestimmt das Anbaugebiet durch seine Lage und die dort herrschenden Wetterverhält-
nisse Geschmack und Farbe des Tees. Auch der grüne Tee wird
von diesen Faktoren beeinflußt, wenn auch in geringerem Maße.
Die jeweils herrschenden Witterungsbedingungen und Bodenverhältnisse haben entsprechend Einfluß auf die Qualität der
Teeblätter. Ein schlechter, etwas kühlerer oder verregneter Sommer wird die zweite Ernte in ihrer Qualität beeinträchtigen. Auf
die Faktoren des Mikroklimas haben die Teebauern natürlich
keinen Einfluß. Hier müssen die entstehenden Qualitäten so genommen werden, wie das Wetter es bestimmt. Ein stabiles,
gleichbleibendes Klima war übrigens am Anfang der Plantagen-
Wirtschaft einer der wichtigsten Faktoren bei der Standortbe-
stimmung für die Zucht.
Das Wetter ist nicht manipulierbar, die Bodenverhältnisse schon.
Ein ausgelaugter Boden bringt keine guten Resultate. Daher wird
auf den Plantagen ständig darauf geachtet, daß der Boden gut
gedüngt wird, übrigens immer mit Naturdünger, beim Tee wird
kein Kunstdünger verwendet. Zusätzlich werden die Teesträucher permanent auf eventuellen Schädlingsbefall kontrolliert.
Die Gesundheit der Pflanzen bestimmt die Qualität der Blätter.

Doch auch die Weiterverarbeitung spielt bei den Qualitätsmerk-
malen eine wichtige Rolle.

Wie sorgfältig wird gearbeitet, welche Maschinen werden eingesetzt oder werden die richtigen Temperaturen eingehalten? Die
Behandlung der Teeblätter kann auf die Endqualität einen Einfluß haben.
Manchmal werden nach dem Rollen Teeblätter ausgesiebt. Diese erste Siebung (1. Dhool) erfaßt die besonders feinen, zarten
Blätter. Dies ergibt dann entsprechend die beste Qualität. Das
Qualitätsmerkmal innerhalb einer Sorte ist so entscheidend, daß
es sogar auf den Verpackungen vermerkt ist. Wie zart die Triebe
sind, ist aber nicht nur von eventuellen Aussiebungen abhängig,
sondern auch vom Zeitpunkt der Ernte.

Der Erntezeitpunkt

Vom Teestrauch werden auf den Plantagen immer zwei Blätter
und eine dazwischen befindliche Knospe abgepflückt. Abhängig
von den klimatischen Bedingungen wachsen die Teeblätter unterschiedlich schnell nach und machen dadurch zwischen zwei
und drei Ernten pro Jahr möglich. Doch die erste Ernte des Jah-
res, im jeweiligen Frühling, ergibt immer die zartesten, feinsten
Blätter.
Nach dem Pflücken im Frühling wachsen die Triebe wieder nach
und werden dadurch zur Sommerernte. Die Qualität der Sommerernte ist sehr stark vom Wetter abhängig. In vielen Gebieten
mit stabilem Klima allerdings unterscheidet sich die Qualität der
Frühlings- und der Sommerernte kaum.
Erst die Herbsternte zeigt dann einen deutlichen Qualitätsunter-
schied: Die Blätter sind sehr kräftig und stark. Hierdurch werden
das Aroma und die Farbe intensiviert und sind nicht mehr so
fein wie bei den beiden anderen Ernten.

Die Qualitätsbezeichnungen first und second flush oder autumnals ergeben sich aus dem Erntezeitpunkt des Tees.

Qualitätsstufen der Erntezeiten

Bezeichnung	Bedeutung
first flush (beste Qualitätsstufe)	Die Frühlingsernte, also die erste Ernte des Jahres
second flush (gute Qualitätsstufe)	Die Sommerernte
autumnals (mittlere Qualitätsstufe)	Die Herbsternte

Die Farbe der Frühlingsernte ist immer etwas heller als die der Sommerernte vom gleichen Teestrauch. Die ersten Triebe des Frühlings ergeben die beste Teequalität, die ein Strauch zu bieten hat. Die Sommerernte ist dem first flush in der Qualität zwar oft ähnlich, doch ist bei dem second flush die Farbe dunkler und der Geschmack intensiver. In manchen Gebieten ist eine dritte Ernte im Herbst möglich. Da sie meist in die Regenzeit fällt, sind die autumnals in der Qualität häufig schwächer. Dennoch kann diese in Geschmack und Farbe oft sehr kräftige Ernte für Mischungen gebraucht werden, die als Muntermacher am Morgen gute Dienste tun.

Der Erntezeitpunkt einer Teesorte liefert also ein weiteres Qualitätsmerkmal. Unabhängig von der Sorte, dem Anbaugebiet oder der Schnittstärke des Teeblattes ist die Jahreszeit entscheidend für den Grad der Kräftigkeit einer bestimmten Sorte.

Erntezeitpunkt	Teefarbe und Geschmack
first flush (Frühlingsernte) second flush (Sommerernte)	Hellere Farben als die folgenden Ernten. Der Geschmack ist weicher und milder. Kräftigere Farbgebung und kräftigerer Geschmack bei gleicher Geschmacksrichtung, Intensivierung trotz feinem Aromas
autumnals (Herbsternte, auch Regentee)	Dunkle Farben und ein sehr kräftiger bis herber Geschmack.

Die Größe der Teeblätter

Größe und Aussehen der Blätter sind beim grünen Tee so entscheidend, daß sie als Merkmal einer bestimmten Sorte gelten dürfen. Bei grünem Tee kann man an der Beschaffenheit des getrockneten Blattes vielfach schon die Sorte erkennen. Daher werden bei grünem Tee die einzelnen Blattgrößen auch nicht gesondert beschrieben.

Die getrockneten Teeblätter des schwarzen Tees kommen in unterschiedlichen Größen in den Handel, die über die Qualität oder das Herkunftsland der einzelnen Teesorte nichts aussagen. Für den Verbraucher wird auf der Verpackung angegeben, ob die Teeblätter ganz, also ungeschnitten, oder sehr fein zerkleinert sind.

Obwohl die Feinheitsgrade der Blätter nichts mit der Qualität des Tees zu tun haben, spielen sie hinsichtlich der Farbe und des Geschmacks dennoch eine gewisse Rolle.

Sind die Blätter sehr klein geschnitten, sind sie auch stärker fermentiert, das heißt, beim Aufgießen mit heißem Wasser wird dann mehr fermentierter Blattsaft gelöst, was das Getränk intensiver macht. Für den Teetrinker bedeutet dies, der Tee wird in

Farbe und Geschmack kräftiger sein. Die generelle Farbe und der grundsätzliche Geschmack der Sorte ändern sich dadurch jedoch nicht.

Die Hauptgruppen der Blattgrade (Die Größe der Teeblätter)

Die Blattgrade	Bedeutung
Blatt (Heutiger Anteil auf dem Weltmarkt: ca. 2 Prozent)	Der Tee bleibt fast unzerkleinert. Die Blätter werden nur leicht gerollt.
Broken	Die Blätter sind in gröbere Stücke zerteilt.
Fannings	Stark zerkleinert, aber immer noch als kleinste Blattstückchen vorhanden
Dust (Staub)	Wie Staub, fast Pulver, zermahlen

Diese vier Hauptgrade sind es, die dem Verbraucher meist auf den Verpackungen begegnen. Für den Händler, also den Teeimporteur, sind beim Einkauf noch sehr viel genauere Untergrade angegeben. So wird beispielsweise die feinste Stufe, also der Dust (Staub), noch mit einer Nummer versehen. D3 ist dann noch feiner als D1.

Was kann der Teetrinker mit diesen Unterscheidungen anfangen?

Der Teefreund sollte sich zunächst nach seinem eigenen Bedürfnis und Geschmack richten. Welchen Tee möchte er gerne trinken: Grünen Tee, einen kräftigen dunklen Tee, mit Milch und

Zucker oder einen schwarzen Tee mit einem besonderen Aroma ohne alles?

Will man einen sehr kräftigen Teeaufguß haben, beispielsweise für einen ostfriesischen Tee, muß man erst einmal eine kräftige, dunkelfärbende Sorte wählen, wie den Assam. Aus dieser Teesorte wird ein Aufguß von ganzen Blättern heller und weniger kräftig ausfallen als ein Aufguß derselben Sorte aus Dust. Ein feiner grüner Tee hingegen ist in Blattgröße ein besonderer Genuß, da es hier ja nicht um den fermentierten Pflanzensaft geht, der abgelöst werden soll, sondern um das Aroma des ganzen Blattes.

Die Hauptgruppen der Blattgrade haben noch einzelne Untergruppen, die dem Fachmann auch Auskunft über manche Qualitätsstufen geben. Die Herstellerländer haben teilweise ihre eigenen Bezeichnungen für die Untergrade. Auch wird bei den Blattgraden nach Herstellungsmethode unterschieden, es stellt sich also die Frage, ob die Tees durch orthodoxe Produktion oder durch die schnelleren CTC- und LTP-Produktionen gewonnen werden (die Abkürzungen sind Bezeichnungen für bestimmte Maschinentypen). Auch gibt es Zusatzbezeichnungen wie die Siebung, aus welcher der Tee stammt.

So entsteht ein wahrer Katalog an Abkürzungen und Beschreibungen, die eine genaue Qualitätsbezeichnung ergeben. Doch wird kaum ein Teefreund seinen Teeladen mit einem Nachschlagewerk unter dem Arm betreten wollen.

Die bekannte Bezeichnung Orange Pekoe besagt generell, daß es sich um Tee in Blattgröße handelt, der durch orthodoxe Produktion hergestellt worden ist. Da China, Ceylon und Indonesien nach dieser Methode produzieren, ist eines dieser Länder auch Herkunftsland.

Ist derselbe Tee ein Grad weiter zerkleinert, hat also noch längliche oder vielleicht kugelige Blattstücke, heißt er Broken Orange Pekoe.

Das Gerücht über mindere Dust-Qualitäten

Viele Teetrinker hat die Behauptung aufgeschreckt, daß in den Produktionshallen Teeabfälle zusammengefegt und zu Beuteltee verarbeitet werden.

Es soll nicht ausgeschlossen werden, daß so etwas vorkommt, vorkommen kann oder vorgekommen ist. Schwarze Schafe gibt es überall.

Doch in der Regel wird der fein zermahlene Tee, also der Dust, eigens in diesem Blattgrad hergestellt, eben für den Aufgußbeutel. Der Dust hat sich als besonders vorteilhaft für den Beuteltee erwiesen, da die fein zerkleinerten Blätter besonders ergiebig sind. Beim Aufbrühen einer einzelnen Tasse Tee, der überhaupt ungünstigsten Menge, könnte der Tee sonst etwas dünn ausfallen. Stark zerkleinerter schwarzer Tee hat natürlich viel mehr fermentierten Blattsaft als Blatt-Tee. Durch die Dust-Qualitäten kommt so der Teefreund auch bei einer kleinen Menge zu einem kräftigen Aufguß.

Der Aufgußbeutel ist oft besser als sein Ruf. Einige Vertreiber geben auf der Packung allerdings die Art der darin enthaltenen Mischung nicht an. Da eingefleischte Teefreunde meist wissen wollen, was sie trinken, kaufen sie lieber losen Tee.

Es ist davon auszugehen, daß die Qualitätskontrollen auf dem Weltmarkt gut funktionieren. In den erzeugenden Ländern ist die Teeproduktion oftmals der wichtigste Wirtschaftszweig, und die Existenz vieler Millionen Menschen hängt davon ab. Niemand kann daran interessiert sein, sich einen schlechten Ruf zu erwerben und somit seine Lebensgrundlage zu verlieren. Die großen Exporteure, allesamt Experten in Sachen Tee, sind ebenfalls daran interessiert, nur mit einwandfreier Ware zu handeln. Die Händler erhalten von den Erzeugern vorab Proben, die mit der eintreffenden Ware verglichen werden. Kommen hier Unregelmäßigkeiten vor, bedeutet dies schnell das Ende einer Geschäftsbeziehung. An den Teebörsen verbreitet sich ein schlechter Ruf ebenso schnell wie in jeder anderen Branche.

Trotz der bestehenden Unterschiede in den Sorten, Farben und Blattgrößen sollte aber eines dabei nicht auf der Strecke bleiben: der Genuß, den Tee bereiten kann.

Wenn wir uns für eine besondere Sorte Tee entschieden haben, sollten wir diesen Geschmack auch voll auskosten. Dazu gehört, daß der Tee richtig zubereitet wird. Das nächste Kapitel enthält einige Tips, wie man das Beste aus den Teeblättern in unsere Tassen zu bringen vermag.

Der Drei-Minuten-Wach-Tee und das Gerücht vom Zehn-Minuten-Einschlaf-Tee

Die richtige Teezubereitung wirft viele Fragen auf: Wie lange soll ein Tee ziehen? Darf man eine Teekanne auswaschen? Muß man das Wasser filtern? Wie dünn muß die Tasse sein? Welchen Tee trinkt man aus einer Schale? Welchen Vorteil haben Teegläser?
Zwei Hauptfehler sind unbedingt zu vermeiden:
* Zu wenig Teeblätter zum Aufbrühen zu nehmen und
* den Tee zu lange ziehen zu lassen.

Um dem Tee sein vollkommenes Aroma und seine anregende Wirkung zu entlocken, sollen die häufigsten Fragen zum richtigen Teekochen im folgenden beantwortet werden.

Um gleich am Anfang mit einem verbreiteten, wenn auch hartnäckigen Gerücht aufzuräumen: Es gibt keinen Schlaftee, den man aus den echten schwarzen oder grünen Teeblättern kochen kann.

Natürlich gibt es pflanzliche Schlaftees, doch die werden aus Kräutern, meist aus Baldrian und Johanniskraut, zusammengestellt.
Ein schwarzer oder grüner Tee vom echten Teestrauch, der länger als drei Minuten zieht, ist deshalb noch lange kein Schlaftee!

Wie kommt es zu diesem Gerücht vom Zehn-Minuten-Schlaftee?

Zieht der Tee zehn Minuten lang, sind so viele Gerbstoffe gelöst, daß sie das Koffein sehr stark bremsen. Das Koffein braucht viel länger, um anregend auf die Gehirn- und Nerventätigkeit einzuwirken. Die aktivierende Wirkung ist dabei nicht sehr intensiv spürbar. Ein lange gezogener Tee wirkt erst nach einer ganzen Weile sehr sanft und unauffällig aufmunternd. Der Grund dafür liegt wie gesagt darin, daß Tee nach langem Ziehen einen sehr hohen Anteil an Gerbstoffen hat. Diese Substanzen wirken beruhigend auf Magen und Darm. So kann ein lange gezogener Tee für einen vom Essen belasteten, einen gereizten Magen oder einen von Blähungen gestreßten Darm gute Dienste leisten. Vermutlich hat diese Wirkweise der Gerbstoffe dem Zehn-Minuten-Tee den Ruf eines Schlaftees eingebracht. Hat ein Mensch Magen- oder Darmprobleme, erlebt er mit dem lange gezogenen Tee eine Entspannung und Beruhigung im Bereich seines Verdauungssystems. Was natürlich dazu führen kann, daß man einschläft. Das Gerücht über den Zehn-Minuten-Schlaf-Tee ist also der entspannenden Wirkung der Gerbstoffe auf den Magen-Darmtrakt zu verdanken. Hier handelt es sich in erster Linie um die Anwendung des Tees als Heilmittel.

Tee als Heilmittel

Soll Tee als Heilmittel für Magen- und Darmverstimmungen eingesetzt werden, sollte er gute zehn Minuten ziehen. Die Gerbstoffe wirken beruhigend auf das Verdauungssystem.

Meistens wird Tee jedoch zur Aufmunterung getrunken, er soll die geistigen Kräfte in uns wecken und uns aktiv machen. Für diesen Zweck benötigen wir das Koffein im Tee. Um einen wirklich anregenden Tee zu erhalten, darf der Tee immer nur kurz ziehen. Längere Ziehzeit löst zu viele Gerbstoffe, die das Koffein abbremsen.

Die optimale Ziehdauer für den Muntermacher-Tee ist drei Minuten.

In dieser Zeit löst sich das Koffein im Getränk. Die Gerbstoffe brauchen etwas länger, bis sie sich lösen und sind in den ersten drei Minuten noch nicht in großer Menge im Tee zu finden.

Das Koffein des Drei-Minuten-Tees kann ungehindert und ungebremst schnell auf das Gehirn und das Zentrale Nervensystem wirken. In kürzester Zeit sind wir wach, und die Zeichen stehen auf Aktivität. Dieser Effekt ist natürlich besonders morgens erwünscht. Empfindliche Menschen sollten daher am Abend auch keinen Tee mehr trinken, er könnte sie um ihre Nachtruhe bringen.

Die Briten haben die kurze Ziehdauer meist »im Gefühl«. Messungen mit der Stoppuhr brachten erstaunliche Resultate. Das Gefühl ist wirklich ziemlich genau und liegt zwischen drei und vier Minuten. Doch wer sichergehen will, daß der Tee auch wirklich nicht länger zieht, sollte besser auf die Uhr schauen. Manche Teefreunde benutzen dazu sogar die Eieruhr.

Doch die drei Minuten sind kein sklavisches Maß. Es kommt nicht auf Sekundengenauigkeit an.

Das deutsche Teebüro empfiehlt eine optimale Ziehdauer von vier Minuten. Die Wirkung ist dieselbe wie beim Drei-Minuten-Tee.

Die asiatische Art des Teebrühens bewegt sich ebenfalls im Vier-Minuten-Bereich und bestätigt daher die uneingeschränkte anregende Wirkung.

Dennoch scheint es eine magische Grenze zu geben, an welcher der Tee »kippt«, also vom schnellen Muntermacher zum langsam wirkenden Magenberuhiger wird. Diese Grenze liegt kurz vor fünf Minuten Ziehdauer. Plötzlich wird eine enorme Menge Gerbstoffe im Tee gelöst, das Koffein gebremst, und es dauert lange, bis die anregende Wirkung zum Tragen kommt.

Um sicherzugehen, daß der Tee auch wirklich weckt, sollten die vier Minuten nicht überschritten werden.

Das Teekochen

1. Für eine Tasse Tee benötigt man einen Teelöffel Teeblätter. Ein Aufgußbeutel hat die gleiche Menge für eine Tasse. Bei kleineren Blattgraden darf es ein bißchen weniger sein, bei größeren Blattgraden auch schon mal ein bißchen mehr.
2. Die Kanne wird mit kochendem Wasser angewärmt.
3. Die Teeblätter immer mit kochendem, also sprudelndem Wasser übergießen.
4. Nach drei oder vier Minuten ist die Ziehzeit beendet, und die Teeblätter werden herausgenommen.

Das Teewasser

Teewasser sollte immer sprudelnd kochen, bevor es in die Kanne gegossen wird. Lassen Sie ruhig ein paar Sekunden oder sogar eine Minute lang den Dampf aufsteigen, bevor Sie Ihren Tee aufbrühen.

Da die Wasserqualitäten verschieden sind und wir sie auch nicht immer kennen, sollte das Wasser möglichst ein bißchen länger kochen: Kalk setzt sich dann im Wasserkessel ab, und das Chlor verfliegt. Falls Sie sich zusätzlich etwas Gutes tun wollen, können Sie das Teewasser filtern. Es gibt einige Filtersysteme mit austauschbaren Patronen. Allerdings wird durch diese Filterkannen oft hauptsächlich der Kalk aus dem Wasser gefiltert, was man auch durch längeres Kochen erreichen kann.
Eine gute Nachricht aus jüngster Zeit ist: Das Leitungswasser in Deutschland ist besser als sein Ruf. Oftmals ist das Wasser aus dem Hahn sogar besser als manches Mineralwasser! Denn die gesetzlichen Bestimmungen für Leitungswasser sind strenger als die für Mineralwasser.

Die Teekanne

Bei der Wahl der Teekanne ist zu beachten, daß es sich um ein geschmacksneutrales Material handelt. Keramik, Porzellan, Ton oder Glas nehmen keinen Geschmack an und verbreiten keinen eigenen Geruch.

Dabei sind den individuellen Vorlieben bei der Wahl einer Teekanne selbstverständlich keine Grenzen gesetzt.

Unglasierte Tonkannen haben wegen ihrer porösen Oberfläche schon manche Diskussion entfacht. Nimmt die Kanne den Geschmack des Tees an und beeinflußt dadurch den Geschmack des nächsten Tees oder nicht? Da jede Kanne vor dem Gebrauch mit kochendem Wasser ausgespült werden soll, kann es gut sein, daß sich mit diesem Spülwasser auch eventuelle Geschmacksreste verabschieden.

Ohne Zweifel gibt es wunderschöne Kannen aus Metall. Sie sind wunderbar anzusehen, aber nicht unbedingt für Trinkflüssigkeiten geeignet. Metall reagiert oftmals mit Tee und auch anderen Flüssigkeiten, wodurch sich der Geschmack der Getränke verändert. Außerdem können mit dem ständigen Gebrauch von ungeeigneten Metallkannen gesundheitliche Risiken verbunden sein. Wenn Sie nicht auf eine Metallkanne verzichten wollen, wählen Sie eine mit Glaseinsatz. Diese Kannen sind für den Tee natürlich wieder wunderbar geeignet.

Selbst bei geschmacksneutralem Material sollte eine Teekanne nur für Tee benutzt werden. Das hat einen guten Grund:

→ Teekannen sollten nämlich nicht mit Spülmittel gesäubert werden. Sie werden nach dem Gebrauch lediglich ausgespült und vor dem nächsten Gebrauch mit heißem Wasser ausgeschwenkt.

Spülmittel hinterlassen immer Geschmacksspuren auf dem Geschirr. Bei so feinen Aromen wie beim Tee kann der Teegeschmack empfindlich verändert oder beeinträchtigt werden.

Selbst bei stets gründlichem Ausspülen der Teekanne mit heißem Wasser bildet sich nach einiger Zeit ein Teefilm in der Kanne. Teeliebhaber nennen dies gern die Patina des Tees. Dies ist kein Grund, die Kanne zu waschen! Im Gegenteil: Die Patina zeichnet eine richtige Teekanne erst aus. Solange die Kanne immer gut mit kochendem Wasser ausgespült wird, besteht auch keine Gefahr der Bakterien- oder Pilzbildung.

Manche Teefreunde unterscheiden sogar zwischen Kannen für schwarzen und für grünen Tee. Unter Geschmacksaspekten ist das keine schlechte Idee.

Teebeutel, Tee-Ei oder lose Blätter?

Die verschiedenen Arten, die Teeblätter aufzubrühen, spaltet die Teetrinker in fast noch mehr Lager als die Frage, wie man seinen Tee trinkt.

- Teebeutel: Wie schon in einem anderen Zusammenhang erwähnt, sind die Aufgußbeutel besser als ihr Ruf. Die Teebeutel lassen sich schnell und sauber aus der Kanne nehmen, wenn die Ziehzeit zu Ende ist. Es bleiben garantiert keine unerwünschten Blätter zurück.

- Teefilter: Die großen Teefiltertüten, die in einen Halter eingeklemmt werden, sind eine der besseren Erfindungen. Hier kann man den gewünschten losen Tee einfüllen, und die Blätter haben genügend Platz, sich im heißen Wasser zu entfalten. Nach dem Ziehen werden die großen Teefilter einfach herausgenommen und weggeworfen. Auch hier bleiben keine Teeblätter zurück. Es handelt sich sozusagen um den Teebeutel in Großformat, aber mit selbstbestimmter Füllung.

- Teenetze: Teenetze, auch Teestrümpfe genannt, werden wie die großen Filtertüten gefüllt und nach dem Ziehen aus dem Tee herausgenommen. Sie werden jedoch nicht weggeworfen, sondern nach dem Benutzen sorgfältig ausgewaschen. Mit der Zeit verfärben sie sich dunkelbraun.

- Tee-Eier: Auch wenn es Tee-Eier in zahllosen Formen, Materialien und Größen gibt, eignen sie sich nicht gut für die Teezubereitung. Ein Tee-Ei ist einfach zu eng. Hier haben die Teeblätter zu wenig Platz, sich in der kurzen Ziehzeit zu entfalten. Der Aufguß wird deshalb nicht das vollkommene Aroma bieten können.

- Lose Blätter: Bei dieser Methode werden die Teeblätter einfach lose in die Teekanne gegeben. Der Effekt ist, daß die Blätter die größtmögliche Entfaltungsfreiheit haben. Der Tee wird auf diese Weise optimal ziehen und sein ganzes Aroma verbreiten können. Es scheint die beste Art zu sein, den Tee aufzubrühen, weshalb sie auch bei den Briten so beliebt ist. Für das Abseihen nach Ablauf der Ziehzeit gibt es zwei vielpraktizierte Lösungen: Entweder der gezogene Tee wird durch ein Sieb in eine zweite vorgewärmte Kanne abgegossen, oder noch besser ist es, den Tee direkt in die bereitstehenden Becher oder Tassen zu gießen. Dann kann natürlich immer nur eine Tasse Tee für jeden gekocht werden. Für jede nächste Runde muß neu gebrüht werden. Mancherorts ist es daher auch üblich geworden, die Teeblätter einfach in der Kanne zu lassen. So wird nur die erste Tasse Tee ein Muntermacher, die weiteren schmecken etwas herber, sind aber gut für den Magen.

Das richtige Aufbewahren des Tees

Tee ist ein Naturprodukt und sollte trocken und dunkel gelagert werden. Zuviel Luft und Sonne können das Aroma verfliegen lassen und den Tee verändern.

Keramik- oder Porzellandosen sind gut zur Aufbewahrung geeignet. Es gibt aber auch Blechdosen, die als Teebehälter in Frage kommen. Diese Dosen gibt es im Teehandel zu kaufen. Am besten sind Dosen, die auch als Teedosen gedacht sind, sonst könnte es wieder zu unerwünschten Reaktionen mit dem Metall kommen, wie bei den Kannen. Die Teedosen sind antioxidationsbeschichtet, denn auch der trockene Tee hat noch eine Restfeuchtigkeit zwischen vier und sechs Prozent.

Gläser, Schalen oder Tassen?

Das Geschmackserlebnis oder das Tee-Aroma wird von der Trinkgewohnheit nicht beeinflußt. So ist es völlig gleichgültig, ob Sie Ihren Tee aus einer Tasse, einem Becher, einer Schale oder einem Glas trinken. Welches Gefäß zu welcher Gelegenheit benutzt wird, ist ausschließlich dem persönlichen Geschmack überlassen.

Grüner Tee wird gern aus kleinen Schälchen getrunken oder aus hauchzarten Porzellantassen. Das asiatische Ambiente ist hier oft ausschlaggebend. Aus einem Becher schmeckt derselbe Tee allerdings ebenso gut.

Das persönliche Teeritual bestimmt die Trinkgewohnheit. Besonderes Porzellan sorgt für einen außergewöhnlichen Genuß und erzeugt eine spezielle Atmosphäre.

Für die Teeprobe zu Hause

Falls Sie nun Lust bekommen haben, sich einmal durch die Teesorten hindurchzuprobieren: Tun Sie es! Es ist ein besonderes Vergnügen, eine kleine Teeprobe zu Hause durchzuführen. In Teeläden können Sie von vielen Sorten kleinere Mengen kaufen und so herausfinden, welche Richtung Ihnen am meisten zusagt.

- Zum Probieren sind die kleinen Teekannen und Schälchen besonders geeignet.
- Zwischen den einzelnen Teesorten sollten Sie, wie bei einer Weinprobe, Ihre Zunge vom vorherigen Geschmack befreien. Entweder Sie spülen mit etwas Wasser nach oder Sie essen ein kleines Stück Brot zwischendurch. Wobei der Schluck Wasser die bessere Alternative ist.

- Wenn Sie mögen, können Sie Ihr persönliches Geschmacksserlebnis notieren und bewerten. So vergessen Sie am Ende nicht, welche Sorte Ihnen am besten gefallen hat.
- Falls Sie am Anfang keine großen Unterschiede herausschmecken sollten, ist das kein Grund zur Beunruhigung, denn das Tee-Aroma ist meist sehr fein. Die Zunge muß sich erst daran gewöhnen, die Nuancen wahrzunehmen.

Eine kleine Bemerkung zu Teemaschinen

Wir alle kennen Kaffeemaschinen, und die meisten von uns benutzen sie auch. Das zunehmende Potential an Teeliebhabern und die weitverbreitete Gruppe von »Morgens-Kaffee-Abends-Tee-Trinkern« ließ natürlich den Herstellern von Kaffeemaschinen keine Ruhe. Sie wähnten eine Marktlücke mit dreistelligen Profitraten und erfanden die Teemaschine. Doch wenn ein eingefleischter Kaffeetrinker eine Teemaschine baut, sieht das Resultat leider auch so aus, wie es angeboten wird. Das Gros der Teemaschinen heißt nur so, funktioniert aber wie eine Kaffeemaschine. Heißes Wasser läuft durch die Teeblätter in eine darunter befindliche Kanne, ohne Stop und ohne Ziehzeit. Entsprechend ist das Ergebnis: heißes gefärbtes Wasser mit einem Hauch von Pflanzensaft. Unter diesen Umständen wird es niemanden erstaunen, daß Teetrinker von diesen Geräten Abstand nehmen. Es gibt ein oder zwei Maschinen, die einen Extrabehälter für das Ziehen des Tees haben, der mittels Zeitschaltuhr pünktlich in eine darunter befindliche Kanne entleert wird. Doch leider verstopfen die Teeblätter die Durchläufe nach unten sehr oft, und der Tee zieht länger, als er soll. Er kann nicht abgegossen werden, und das Chaos nimmt seinen Lauf. Hinzu kommt, daß im Anschluß der Tee in der Glaskanne auf der von den Kaffeemaschinen kopierten Heizplatte leicht einkocht und obenauf einen schlierigen, grauen bis öligen Fettfilm bildet. Dieser Belag ist bei Tee unvermeidlich, bleibt aber sonst am Kannenrand kleben. Vielleicht wäre hier doch eine Thermoskanne angebracht.

Selbst bei ordnungsgemäßem Funktionieren der Teemaschinen, mit zwei Behältern und Zeitschaltuhr, gilt: Das Entsorgen der Teeblätter macht mehr als doppelt soviel Mühe wie beim Handaufbrühen.

→ *Das Fazit*: Warum kompliziert, wenn es auch einfach geht! Teemaschinen gehören zu den elektrischen Mehlsieben: eine völlig überflüssige Erfindung.

Kein schwarzer und kein Kräutertee: Mate

Um gleich mit verbreiteten Mißverständnissen aufzuräumen: Mate ist kein Tee vom Teestrauch und auch keine Mischung von schwarzem Tee mit Gewürzen. Der Mate-Tee hat zwar einige Eigenschaften und Wirkstoffe mit dem echten Tee gemeinsam, ist mit dem Teestrauch botanisch aber nicht verwandt. Es handelt sich bei Mate um eine ganz andere Pflanzengattung.

Der Mate ist ein Strauchgewächs mit den botanischen Namen *Herva, Yerva, Cao, Conchonga* oder *Congonha*. Es ist eine Stechpalmenart (Ilex), die mit dem deutschen Hülsenstrauch verwandt ist.

Der Mate-Strauch kommt wildwachsend vermehrt in Paraguay, Argentinien und Brasilien vor. Der Mate-Tee ist ein Getränk der indianischen Urbevölkerung Südamerikas, früher auch bekannt als Paraguaytee. Doch mittlerweile wird Mate in vielen Gegenden Südamerikas angepflanzt und auf kommerziellen Plantagen für den Export produziert. Wie beim Teestrauch werden auch hier die jungen Blätter gepflügt und getrocknet. Die Blätter werden fein zermahlen, fast pulverisiert, bevor sie in den Handel kommen.

Mate hat auch einen gewissen Anteil an Koffein, allerdings weniger als der echte Tee. Ebenfalls in geringerer Menge verfügt Mate über einige Gerbsäuren.

Mate wirkt durch das Koffein leicht anregend und beruhigt durch die Gerbsäuren zugleich den Magen. Außerdem nehmen die Gerbsäuren in Verbindung mit anderen Inhaltsstoffen, beispielsweise ätherischen Ölen, den Hunger.

Doch diese Hauptwirkung des Getränks hat einen eher traurigen Hintergrund.
Denn die indianische Urbevölkerung hatte diesen Hungerdämpfer bitter nötig. In den Zeiten der Verfolgung und Ausrottung half den hungernden Nachfahren der alten Kulturvölker oft nur ein Schluck des wildwachsenden Mate-Tees in den Schlaf. Mancherorts hat man heute aus dieser Not eine Tugend gemacht. Viele Indios verdienen auf den Mate-Plantagen ihren Lebensunterhalt.

Mate und Diät

Schon seit einigen Jahren wird das den Hunger vertreibende Getränk in großen Mengen in die übersättigte westliche Welt exportiert. Das mag auf den ersten Blick seltsam erscheinen, ist aber bei näherem Hinsehen erklärbar.

Mate ist gerade durch seine hungerlindernde Wirkung ein begehrtes Getränk für jede Diät.

Natürlich kann auch der Mate-Tee keine Wunder bewirken, und den Willen zur Diät muß jeder selbst aufbringen.
Aber Mate lindert den Hunger, und das ist schon eine gute Unterstützung. Die leicht anregende Wirkung ist dabei eine willkommene Begleiterscheinung, denn Kaffee auf leeren Diät-Magen kann oft zu schwerer Übelkeit führen.

Kräutertees

Nicht immer ist der Griff zur Tablette der richtige Behandlungs-
weg bei Beschwerden. Viel zu sorglos gehen wir heutzutage mit
Tabletten und anderen chemischen Substanzen um. Doch das
muß nicht sein, denn gegen fast alles ist ein Kraut gewachsen.
Wir müssen dieses Kraut gegen ein akutes Leiden bloß finden.
Die heilende Wirkung vieler Kräuter ist schon seit alters her be-
kannt. Heiltees haben fast nie Nebenwirkungen und können auf
sanfte Art unser Wohlbefinden wiederherstellen.
Viele Naturheilmittel haben sich in ihrer Wirkweise schon über
Jahrhunderte bewährt. Diese Kräuter sollten wir für unsere Ge-
sundheit nutzen.
Es gibt viele Arten, Kräuter zu sich zu nehmen, doch die beste
Methode ist immer noch der gute, alte Kräutertee.
In heißem Wasser lösen sich die heilenden Substanzen der
Kräuter heraus und können zur innerlichen Anwendung getrunken werden. Lassen Sie sich von Ihrem Apotheker beraten, und
probieren Sie einmal aus, ob ein Kräutertee nicht die eine oder
andere Tablette ersetzen kann. Manche Kräutertees eignen sich
auch zum Inhalieren, besonders bei Erkältungskrankheiten.
Ebenso lassen sich manche Hauterkrankungen durch Kräuter-
waschungen, beispielsweise mit Kamillentee, lindern.
Folgende Tabelle mit einer kleinen Auswahl verschiedener Kräu-
tersorten zeigt, daß natürliche Heiltees viel zu unserer Gesundheit beitragen können.

Kräuter und ihre Wirkungen

Heilkräuter	Hilft bei:
Anis	Blähungen, Völlegefühl, Verdauungsbeschwerden
Baldrian	Nervosität, Schlaflosigkeit, Unruhe
Birkenblätter	Verdauungsbeschwerden, Blasen- und Nierenbeschwerden und erhöht die Harnausscheidung
Eibischwurzel	Husten, Bronchitis
Engelwurz	Appetitlosigkeit, fördert die Sekretion der Magensäfte, nimmt Völlegefühl nach den Mahlzeiten und wärmt den Magen
Enzianwurzel	Appetitlosigkeit und fördert die Sekretion der Magensäfte
Faulbaumrinde	Verdauungsbeschwerden, Völlegefühl, Verstopfungen
Fenchel	Nervosität, Blähungen, Magenschmerzen, Übelkeit, Völlegefühl, Zahnen, fördert die Verdauung und wirkt krampflösend
Goldrutenkraut	Verdauungsbeschwerden, Blasen- und Nierenbeschwerden und erhöht die Harnausscheidung
Huflattich	Erkältungen, Husten, Bronchitis
Johanniskraut	Nervosität, Unruhe, Depressionen, Ängsten, Schlafstörungen
Kamille	Erkältungen, Entzündungen, Blähungen, Husten, Durchfall, Verdauungsbeschwerden, wirkt entkrampfend und beruhigend

Heilkräuter	Hilft bei:
Koriander	Völlegefühl, Blähungen
Kümmel	Völlegefühl, Blähungen
Lavendel	Beschwerden der Wechseljahre, Blähungen
Lindenblüten	Erkältungen, Fieber und wirkt blutreinigend
Melisse	Schlafstörungen, Unruhe, Nervosität, Überaktivität, Herzunruhe, nervösem Magen, leichte Herz- und Kreislaufbeschwerden
Pfefferminze	Erkältungen, Blähungen, Magenschmerzen, Magen- und Darmbeschwerden, Verdauungsproblemen, Verstopfungen, Blasen- und Nierenbeschwerden, reguliert die Harnausscheidung und wirkt beruhigend
Ringelblume	Verdauungsbeschwerden, Blasen- und Nierenbeschwerden, erhöht die Harnausscheidung
Rosmarin	Wirkt antiseptisch, belebend, fördert die Durchblutung und regt den Kreislauf an
Salbei	Husten, Bronchitis, wirkt schleimlösend
Schachtelhalmkraut	Blasen- und Nierenproblemen (fördert die Wasserausscheidung)
Schafgarbenkraut	Wirkt verdauungsfördernd und entkrampfend
Sennesblätter	Verstopfungen (wirkt stark abführend)
Spitzwegerich	Husten, Bronchitis

Heilkräuter	Hilft bei:
Süßholzwurzel	Verdauungsbeschwerden, Völle- gefühl, Verstopfungen
Thymian	Husten, Bronchitis, Blähungen, Völlegefühl, Verdauungs- beschwerden
Wacholder	Blähungen, Völlegefühl
Weißdorn	Herzbeschwerden, nachlassender Leistungsfähigkeit des Herzens, Beklemmungsgefühlen

Die aufgeführten Kräuter können alle sehr gut einzeln als Kräutertee angewandt werden. Um eine Wirkung zu erzielen, ist es
nicht unbedingt notwendig, die Kräuter zu mischen, die einzelnen Sorten sind wirksam genug.

Dennoch gibt es verschiedene Zusammenstellungen von Kräutern, die sich in Einzelfällen besonders bewährt haben. Obwohl
die meisten Kräuter gut miteinander kombiniert werden können,
sollten Sie bei selbst zusammengestellten Kräutermischungen
besser einen Apotheker oder eine Apothekerin fragen. Es ist immer ratsam, die Wirkung der einzelnen Kräuter einer Kräutertee-
Mischung von einem Fachmann optimal abstimmen zu lassen,
damit die Wirkungen einander nicht widersprechen oder sich
gegenseitig aufheben.

Es sollten nicht zu viele Kräuter auf einmal miteinander gemischt werden, um den Effekt »von jedem ein bißchen und von
allem nicht genug« zu vermeiden. Von einem Heilkraut muß
schon eine gewisse Menge getrunken werden, damit eine Wirkung erzielt werden kann. Nur ein bißchen von allem bringt
meist nicht genug Wirkstoffe in den Körper, um wirklich helfen
zu können.

Fertige Kräutertee-Mischungen sind oft das Resultat langer Erfahrung und erleichtern die richtige Auswahl. Wenn man sich nicht wohl fühlt, ist es zuweilen einfacher, eine bewährte fertige Mischung in der Apotheke zu kaufen, als sich mühsam selbst etwas zusammenzustellen.

Die richtige Teezubereitung für Kräuterfreunde

Für alle Kräutertees, ob einzeln oder als Mischung, gibt es ein Grundrezept für das richtige Kochen, Ziehenlassen und Trinken.

Kräutertees richtig zubereiten und trinken
1. Für jede Tasse Kräutertee nimmt man einen gehäuften Teelöffel Kräuter. Will man einen Becher Kräutertee ansetzen, sollte man zwei Teelöffel von den Kräutern nehmen, da die meisten Becher den Inhalt zweier Tassen umfassen.
2. Jeder Kräutertee sollte mindestens acht Minuten ziehen. Pfarrer Kneipp riet, den Kräutertee immer zwischen acht und zehn Minuten ziehen zu lassen. Daran kann man sich halten. Zieht ein Kräutertee einmal aus Versehen etwas länger, ist das auch nicht schlimm. Der Geschmack ist vielleicht etwas intensiver, aber die Heilwirkung ist ungebrochen, solange der Tee nur heiß genug ist.
3. Die Kräuter müssen grundsätzlich mit kochend heißem, das heißt sprudelndem Wasser übergossen werden. Auch während des Ziehens sollte die Hitze möglichst erhalten bleiben, schließen Sie daher bereits beim Ziehen des Tees die Teekanne. Für die Ziehzeit beim Kräutertee wurden die Becher mit Deckel erfunden! Wenn Sie nur einen Becher Kräutertee möchten, decken Sie auf jeden Fall den Becher während der Ziehzeit ab. Das Wasser muß heiß bleiben!
4. Nach dem Ziehen werden die Kräuter abgesiebt. Manche Be-

cher mit Deckel haben sogar einen Kräutersieb-Einsatz. Das ist sehr praktisch, weil man dann nur den Einsatz herausnehmen muß, und der Tee bleibt in der heißen Tasse.

5. Das Süßen der Kräutertees ist Geschmackssache: Ob Sie mit Honig, Zucker oder Süßstoff süßen, bleibt Ihnen überlassen. Das Süßen ist nicht nötig, es dient nur der Geschmacksverbesserung, da manche Kräuter einen allzu unangenehmen Geschmack haben und ohne Süße kaum getrunken werden können.

6. Im Hinblick auf die Wirksamkeit des fertig gezogenen Kräutertees ist es wichtig, ihn in kleinen Schlückchen zu trinken. Der Tee soll so heiß wie möglich, aber nicht hastig eingenommen werden! Auch beim langsamen Trinken kann der Becher mit Deckel gute Dienste tun. Möchten Sie beim Trinken eine kleine Pause machen, setzen Sie einfach den Deckel wieder auf den Becher, und der Tee bleibt heiß.

Richtige Lagerung:
Damit die Kräuter, welche für heilende Tees benutzt werden sollen, auch ihre volle Wirksamkeit behalten, sollte folgendes beachtet werden:

Kräuter sollten immer dunkel und trocken gelagert werden. Die in Apotheken verwendeten undurchsichtigen Papiertüten sind eine gute Lösung! Bei Dosen, besonders aus Plastik, sollte darauf geachtet werden, daß die Kräuter auch trocken bleiben. Feucht gewordene Kräuter schimmeln und enthalten somit gefährliche Sporen. Sind die Kräuter einmal feucht geworden, ist es leider am besten, sie einfach wegzuwerfen.

Früher galt: Getrocknete Kräuter sollten nur über eine Jahresspanne gelagert werden, von Sommer zu Sommer. Einer alten Tradition gemäß wurden alle getrockneten Kräuter des Vorjahres zur Feier der Sommersonnenwende verbrannt. Ab dann wurden neue frische Kräuter gesammelt, getrocknet und eingelagert. So streng braucht man es heute allerdings nicht mehr zu nehmen. Fast alle getrockneten Kräuter können gut zwei Jahre gelagert werden, vorausgesetzt, sie sind dunkel und trocken aufgehoben. Beim Kauf in der Apotheke sollte man sich gleich mit auf die Tüte schreiben lassen, bis wann die Kräuter verwendbar sind.

Rezeptteil I:
Kräutertee-Mischungen bei Beschwerden gezielt einsetzen

Viele typischen Alltagsbeschwerden lassen sich hervorragend mit Kräutertees behandeln. Ganz gleich, ob es sich um Erkältungen, Menstruationsbeschwerden oder Nervosität im stressigen Alltag handelt, heiß aufgebrühte Kräuter wirken hier jeweils Wunder. Natürlich gibt es viele fertig gemischte Kräutertees in Apotheken zu kaufen. Dies ist die einfachste und zuverlässigste Lösung, denn in Apotheken ist gute Qualität stets gewährleistet. Bei chronischen oder starken Beschwerden sollten Sie jedoch immer zuerst einen Arzt aufsuchen, bevor Sie eine Behandlung unter eigener Regie in Angriff nehmen. Die folgenden Teemischungen sollten nur bei leichten, vorübergehenden Beschwerden oder als Begleitmaßnahme zur ärztlichen Behandlung eingesetzt werden.

Es gibt eine Vielzahl von Hausrezepten, die vermutlich genauso wirksam sind wie Medikamente. Probieren Sie selbst aus, welche Kräuter Ihnen persönlich am besten helfen, denn jeder Mensch reagiert anders auf die unterschiedlichen Kräuter. Was bei dem einen wunderbar wirkt, schlägt bei dem anderen nur mäßig an. Warum das so ist, ist bis jetzt nicht geklärt, denn die geheimnisvolle Wirkung der Kräuter ist noch immer nicht vollständig erforscht. Wir kennen die chemische Zusammensetzung einiger Substanzen in den Kräutern und wissen, was sie bewirken. Aber die Kombinationen der einzelnen Bestandteile und ihre jeweilige Dosierung in den Pflanzen selbst bleibt ein Geheimnis.

Blähungen

Blähungen und Völlegefühl können das Wohlbefinden drastisch beeinträchtigen. Besonders nach dem Genuß von Kohlgerichten kommt es häufig zu starken Blähungen, die schmerzhaft kneifen. Wenn Sie in der kalten Jahreszeit gerne zu Rotkohl, Grünkohl, Sauerkraut oder Rosenkohl greifen, sollten Sie stets genügend Kümmel im Haus haben.

Das einfachste und auch wirksamste Rezept gegen Blähungen ist Kümmeltee. Aus zwei Teelöffeln Kümmel wird ein Becher Tee gebrüht, der ungefähr acht Minuten ziehen sollte.

Da die meisten Menschen den Geschmack des Kümmeltees nicht mögen, kann der Tee mit viel Honig, Zucker oder Süßstoff gesüßt werden. Den heißen Tee sollten Sie in kleinen Schlückchen möglichst zügig trinken.

Auch Fenchel, Anis und Koriander wirken gegen Blähungen. Falls Sie keinen Kümmel im Haus haben, können Sie ersatzweise auf diese Kräuter zurückgreifen und daraus einen Tee kochen.

Kamille und Pfefferminze können bei Blähungen ebenfalls gute Dienste tun. Auch Thymian, Wacholderbeeren oder Lavendelblüten haben sich bei diesem Leiden gut bewährt.

Erkältungen

Das bewährte Hausrezept gegen Erkältungsbeschwerden ist

- ein starker Pfefferminztee, mindestens acht Minuten gezogen. Nehmen Sie besser keine Teebeutel, lieber lose getrocknete Pfefferminzblätter. So können Sie sicher sein, diese Heilpflanze auch wirklich hundertprozentig genutzt zu haben.
- Für einen Becher nehmen Sie zwei gehäufte Teelöffel Pfefferminztee,
- den Saft einer halben Zitrone,

- soviel Honig, wie Sie mögen, mindestens einen Teelöffel, besser aber zwei oder sogar drei Teelöffel und außerdem
- eine Messerspitze Butter.

Den heißen Tee in kleinen Schlückchen trinken. Danach entspannt sich der Kranke meist und kann viel besser schlafen. Dieser Tee eignet sich besonders gut für den Abend vor dem Schlafengehen.

Auch Lindenblütentee ist bestens für die Bekämpfung von Erkältungen geeignet.

Husten

Gegen hartnäckigen Husten gibt es ebenfalls ein altbewährtes Hausrezept. Selbst bei schwerer Bronchitis konnte folgende Kräutermischung schon oft für überraschend schnelle Linderung sorgen:

- 30 Gramm Salbei
- 30 Gramm Kamille
- 20 Gramm Huflattich
- 10 Gramm Spitzwegerich
- 10 Gramm Eibischwurzel

Müdigkeit

Ist die Ursache von Müdigkeit einfach Schlafmangel, sollte man sich am Wochenende eine Schlafkur gönnen. Ständige Abgeschlagenheit, Müdigkeit oder Mattigkeit können aber auch gesundheitliche Ursachen haben. In diesem Fall empfiehlt sich ein Arztbesuch.

Wollen Sie allerdings einfach nur die Müdigkeit am Morgen vertreiben, um besser in den Tag zu starten oder am Abend für Unternehmungen aufgeweckter zu sein, kann schwarzer oder grüner Tee helfen.

- Nehmen Sie einen Teelöffel schwarzen oder grünen Tee für eine kleine Tasse. Für einen Becher müssen Sie dementsprechend zwei Löffel rechnen.
- Den Tee drei Minuten ziehen lassen und durchsieben oder das Teesieb herausziehen.
→ Ein starker Drei-Minuten-Tee ist ein echter Wachmacher!

Nervosität

Ist die Nervosität vorübergehender Natur und hat erkennbare, konkrete Ursachen, kann eine Tasse Kräutertee hilfreich sein. Ist sie allerdings chronisch geworden, sollte ein Arzt oder Therapeut aufgesucht werden. Nervosität geht oft mit depressiven Verstimmungen einher. Daher ist das Johanniskraut bei diesem Leiden eine bewährte Hilfe. Allerdings braucht man bei diesem Rezept Geduld, denn bei täglichem Trinken können vier bis sechs Wochen vergehen, bevor das Johanniskraut seine Wirkung zeigt.

Die Kombination Johanniskraut und Baldrianwurzel hat sich gut bewährt, denn Baldrian lindert akute Nervosität, während das Johanniskraut langfristiger wirkt:

- 50 Gramm Baldrianwurzel
- 50 Gramm Johanniskraut

Schlafstörungen

Wie für alle Leiden gilt auch für Schlafstörungen: Weitet sich dieser Zustand zur chronischen Erscheinung aus, suchen Sie bitte einen Arzt auf, und lassen Sie sich gründlich untersuchen.

Für Schlafstörungen, die erkennbare vorübergehende Ursachen haben, kann folgende Kräutertee-Mischung vielleicht helfen. Für eine Tasse Schlaftee sollten zwei Teelöffel dieser Mischung verwendet werden. Am besten ist es, den gut gezogenen Tee (acht bis zehn Minuten) ungefähr eine halbe Stunde vor dem Schlafengehen zu trinken:

- 50 Gramm Melissenblätter
- 30 Gramm Baldrianwurzel
- 10 Gramm Johanniskraut
- 10 Gramm süße Orangenschalen

Verdauungsstörungen (Verstopfungen)

Bei vorübergehenden Verstopfungen kann zur leichteren Darmentleerung folgendes Rezept befolgt werden. Bitte stellen Sie jedoch unbedingt sicher, daß es sich nicht um Darmverschluß handelt! Im Zweifelsfall ist immer ein Arztbesuch ratsam. Auch chronische Verstopfungen gehören in ärztliche Behandlung.
Die Substanzen werden in getrocknetem Zustand miteinander vermischt. Ein Teelöffel reicht zur einmaligen Anwendung. Bei schweren Verstopfungen kann ein Eßlöffel genommen werden.

- 50 Gramm getrocknete Fenchelfrüchte
- 25 Gramm Sternanisfrüchte
- 15 Gramm Süßholzwurzel
- 10 Gramm Faulbaumrinde (statt dessen ist auch Enzianwurzel möglich.)

Rezeptteil II: Eigene Kosmetik mit grünem Tee herstellen

Grüner Tee als Zusatzstoff in Pflegeprodukten gilt seit neuerer Zeit als das Nonplusultra der Kosmetikindustrie. Nicht nur Apotheken und Reformhäuser bieten eine recht beachtliche Palette an fertigen Produkten an, auch große Kosmetikkonzerne werben mit grünem Tee als vermeintlichem Jungbrunnen für die Haut. Allen geht es dabei um die im grünen Tee enthaltene Gerbsäure.

Die Wirkungsweise von Gerbsäure
- Vergleichbar mit den in der Kosmetik angewandten Fruchtsäuren haben die Säuren im Tee die Fähigkeit, alte, abgestorbene Zellen von der Haut zu lösen.
- Dies hat nicht nur ein frischeres und reineres Aussehen zur Folge, sondern die Haut kann auch besser atmen und sich erneuern. Pickel und Mitesser haben auf einer von alten Hautschuppen befreiten Oberfläche weniger Chancen, sich einzunisten.
- Die Gerbsäuren bewirken ebenso wie Fruchtsäuren, daß sich die Haut leicht zusammenzieht und dadurch straffer wird. Kleinere Fältchen und müde, schlaffe Haut können so in der Tat straffer und glatter aussehen. Allerdings hält diese Straffung per Säure nicht ewig an.

Auf den ersten Blick scheint die Wirkung von Frucht- oder Gerbsäuren wirklich eine kleine Revolution in der Kosmetik hervorgerufen zu haben. Eine Art natürliches, sanftes Facelifting, wie schon manche Frauenzeitschrift jubelte. Dennoch ist Vorsicht geboten, gibt es doch bekanntlich keine Wirkung ohne Nebenwirkung, auch nicht bei Naturprodukten.

Das Pro:

* Es stimmt, daß Säuren, ob nun Fruchtsäuren oder die Gerbsäuren im grünen Tee, den oben beschriebenen Effekt haben. Sie bewirken tatsächlich eine natürliche Straffung der Haut, glätten somit kleinere Fältchen und verleihen ein jugendliches Aussehen.
* Auch der reinigende Effekt ist unbestritten, die Entfernung alter, abgestorbener Hautzellen ist durch Säurebehandlung möglich.

Das Kontra:

* Hautfremde Säuren zerstören den eigenen Säureschutzmantel der Haut und machen sie dadurch angreifbarer für Einflüsse von außen.
* Das Zusammenziehen der Poren durch Säuren bewirkt zwar eine oberflächliche Glättung, ändert aber nichts an der Hautstruktur insgesamt.
* Nach längerem Gebrauch von Frucht- oder Gerbsäuren stumpft die Haut ab, und die gewünschte Wirkung läßt nach. Nur erhöhte Säuremengen können die gewünschte Reaktion der Haut wiederherstellen. Allerdings wird die Hautstruktur durch konstante Säurebehandlung nachhaltig geschädigt. Das Gewebe erschlafft dann im Normalzustand mehr als zuvor.
* Gerbsäuren können die Haut in der Tat gerben, also ledern machen. Die kurzfristige Straffung kann so gesehen einen hohen Preis nach sich ziehen: eine Lederhaut.

Natürlich muß jeder die Entscheidung selbst treffen, welche Kosmetik er oder sie benutzt und welche nicht. Doch bei der

Frage, ob man Pflegeprodukte aus grünem Tee verwenden soll, gibt es momentan nur eine vernünftige Antwort: Es kommt einzig und allein auf das richtige Maß an.

Es ist nicht ratsam, Kosmetika mit grünem Tee permanent und/oder übermäßig zu benutzen. Wenn Sie für einen besonderen Anlaß, ein spezielles Date, eine wichtige Party oder ein romantisches Abendessen besonders gut aussehen möchten, ist gegen eine vorausgehende Behandlung mit Produkten aus grünem Tee nichts einzuwenden.

Genau wie braune Haut schön ist, aber ständiges Bräunen die Haut altern läßt, macht ein gelegentliches Straffen mit Gerbsäuren glatt und frisch, aber der tägliche Gebrauch kann die Haut ledern machen.

Immer mehr Menschen bevorzugen die frische Herstellung von Natur-Pflegemitteln, um sich an manchen Tagen oder zu besonderen Anlässen richtig zu verwöhnen. Für diese Zwecke können Sie die folgenden Rezepte zu Hause selbst anrühren oder aber das Rezept in einer Apotheke vorlegen und dort anrühren lassen.

Das Besondere an selbstgemachten Kosmetika ist, daß es Produkte dieser Qualität kaum fertig zu kaufen gibt.

Reformhäuser, Naturläden und Apotheken führen zwar oft Pflegeprodukte von guter Qualität, doch bleibt es meist das Geheimnis des Herstellers, wie hoch der Anteil an grünem Tee wirklich ist. Insofern tritt die gewünschte Wirkung oftmals gar nicht ein.

Die kommerzielle Kosmetikindustrie verwendet meist nur einen Bruchteil der hochwertigen Bestandteile, die wir in angerührten Naturprodukten verwenden. Wegen der besonderen Wirkung des grünen Tees werden fertige Cremes zusätzlich sehr teuer verkauft. Hinzu kommt, daß diese Produkte meist auch noch Konservierungsmittel enthalten. Weit höhere Qualität erreichen die selbstgemachten Kosmetika für einen viel niedrigeren Preis.

Selbstverständlich gilt auch für die Eigenherstellung: Stellen Sie sicher, daß Sie nicht gegen den einen oder anderen Bestandteil allergisch sind.

Die meisten Menschen wissen, ob und wogegen sie allergisch sind, aber es kann nicht schaden, vor der Herstellung einen kleinen Allergietest zu machen.

Kleiner Allergietest:

- Kochen Sie eine kleine Menge grünen Tee, und geben Sie einige Tropfen in die Armbeuge, verreiben Sie den Tee, und lassen Sie ihn über Nacht einwirken. Ist am nächsten Morgen keinerlei Rötung oder sind keine Pusteln zu sehen, besteht kein Allergierisiko.
- Wenn Ihre Haut den Tee gut vertragen hat, vergessen Sie bitte nicht, auch die anderen Bestandteile der Naturkosmetik vor dem Anrühren zu testen. Einige ätherische Öle rufen gelegentlich allergische Reaktionen hervor. Auch im grünen Tee sind spezielle ätherische Öle enthalten, die später auf die Haut einwirken sollen, außerdem Vitamin B 12 und Folsäure.
- Für alle Bestandteile gilt also: Machen Sie den Armbeugen-Test über Nacht, und Sie erhalten Sicherheit über die Verträglichkeit aller Bestandteile.
- Danach können Sie beruhigt an die Herstellung Ihrer eigenen Verjüngungskur gehen.

Die Vorbereitungen zur eigenen Herstellung mögen ein wenig gewöhnungsbedürftig sein, aber es gibt nichts, was Sie Ihrer Haut so sehr gönnen sollten wie frische Naturkosmetik.

Die kleine Grundausstattung für Ihre Küche

Um Naturkosmetika herzustellen, brauchen Sie in den meisten Fällen keine Gerätschaften zu kaufen. Fast alles, was dazu nötig ist, findet sich unter den üblichen Küchenutensilien.

- Ein Küchenmixer (die Mixstäbe müssen in kochendem Wasser desinfiziert werden.) Es empfiehlt sich, einen zweiten Satz Mixstäbe zu kaufen, die dann nur für die Kosmetikherstellung verwendet werden.
- Ein feuerfester Glastopf oder eine feuerfeste Porzellanschüssel
- Ein kleiner Holzlöffel
- Ein kleiner hitzebeständiger Plastiklöffel
- Ein hoher hitzebeständiger Plastiktopf (wie man ihn zum Sahneschlagen benutzt)
- Eine Briefwaage
- Einige Glas- oder Porzellantöpfchen zum Abfüllen der selbstgemachten Produkte. Diese Töpfchen können Sie stets wiederverwenden, nachdem Sie sie gesäubert und ausgekocht haben. Plastiktöpfchen sind nicht sehr empfehlenswert, da das Material oft porös wird oder Kratzer bekommt. An diesen beschädigten Stellen können sich Reste der verbrauchten Kosmetika verstecken und das Gefäß durch Bakterienbildung zur Wiederverwendung ungeeignet machen. Apotheken verwenden oft Plastiktöpfchen, aber nur zum einmaligen Gebrauch.
- Ein Thermometer für den Laborbedarf. Beim Messen der Temperatur im Topf auf dem Wasserbad sollte das Thermometer in die Mitte der Flüssigkeit, nicht auf den Topfboden, gehalten werden.
- Metallgefäße sollten möglichst nicht verwendet werden, da sie unter Umständen unerwünschte chemische Reaktionen mit den Substanzen eingehen könnten.

Temperatur und Hygiene – das A und O der Kosmetik

Beim Einkauf der Zutaten sollten Sie darauf achten, daß es sich um frische Ware handelt. Sagen Sie bei Ihrer Bestellung ruhig, daß Sie frische Zutaten wünschen. Riechen Sie an den Bestandteilen, um zu prüfen, ob diese wirklich frisch sind. Wenn Sie einen ranzigen Geruch wahrnehmen, lassen Sie die Öle zurückgehen. Die meisten Apotheken lagern die Naturstoffe in einem separaten dunklen und kühlen Raum. Dort sind sie richtig verwahrt.

Wenn Sie die Tee-Kosmetik selbst herstellen möchten, sollten Sie unbedingt darauf achten, daß alle verwendeten Teile wirklich sauber sind. Es dürfen keine Speisereste als Brutstätte für Bakterien vorhanden sein. Am besten, Sie stellen Ihre Kosmetikausrüstung in Ihrer Küche zusammen und benutzen diese Geräte wenn möglich ausschließlich für die Herstellung Ihrer Pflegeprodukte.

Alle Teile werden zur Desinfektion mit kochendem Wasser übergossen. Besser noch ist es, wenn Sie alle Gerätschaften in einen Topf mit kochendem Wasser hineinlegen. Verwenden Sie bitte keine zusätzlichen chemischen Desinfektionsmittel. Es sollen ja naturbelassene Kosmetika hergestellt werden.

Haltbarkeit und Lagerung der Eigenprodukte

Der Vorteil natürlicher Kosmetika ist zugleich ihr einziger Nachteil: Die Frische bringt eine begrenzte Haltbarkeit mit sich. Der Verzicht auf künstliche Konservierungsstoffe ist zweifellos ein großer Gewinn für Ihre Haut. Doch die selbstgemachten Produkte sind etwa nur einen Monat haltbar. Deshalb sollten Sie nur kleinere Mengen herstellen.

Für alle frischen Pflegeprodukte gilt:

- Selbst oder in der Apotheke angerührte Kosmetika sollten am besten im Kühlschrank aufbewahrt werden, zumindest aber an einem kühlen und dunklen Platz.
- Am besten ist es, die Kosmetik innerhalb eines Monats aufzubrauchen.
- Falls Sie ein Produkt etwas länger im Kühlschrank lagern und es noch frisch riecht, ist es noch verwendbar. Macht sich jedoch ein leicht ranziger Geruch bemerkbar, oder finden sich gar kleine Schimmelpilze, dann sofort weg damit.

Falls bei der eigenen Herstellung die Bestandteile einmal nicht ganz glatt verrührt werden, sich Klümpchen bilden oder sich getrennte Schichten ergeben, können Sie folgendes zur Rettung der Produkte tun:

- die gesamte Mischung im Topf noch einmal in das Wasserbad (70°C) geben und erneut schmelzen,
- dann mit dem Mixer verrühren, bis sich eine glatte Masse ergibt,
- danach den Topf aus dem Wasserbad nehmen und weiterrühren, bis die Mischung erkaltet ist.

Welche Art Haut haben Sie?

Es ist ein großer Irrtum, zu glauben, daß jeder Mensch von der Geburt bis zum Tod unabänderlich einen bestimmten Hauttyp hat. Die Haut, das größte Organ des Menschen, verändert sich ständig mit den Lebensumständen. Nicht nur in Jugend und Alter haben wir eine unterschiedliche Hautstruktur, sondern möglicherweise auch während verschiedener Jahreszeiten.
Eßverhalten, Schlafmenge, Krankheiten, Gemütszustände oder körperliche Bewegung beeinflussen unsere Hautstruktur.

Das beste Rezept für eine gesunde Haut beginnt mit einer gesunden Lebensführung:

- Gesunde Ernährung führt der Haut von innen die notwendigen Bausteine für den gesunden Erhalt zu.
- Viel Bewegung fördert und erhält die Durchblutung.
- Frische Luft erhöht die Sauerstoffzufuhr und dient der Entschlackung.
- Genügend Schlaf gewährleistet die nötige Regenerationsphase für den gesamten Organismus und somit auch für die Haut. Der sprichwörtliche Schönheitsschlaf erlaubt den Hautzellen, die innere Säuberung vollständig durchzuführen.

Doch trotz gesunder Lebensführung ist die Haut ständig Witterung und Umwelteinflüssen ausgesetzt. Kaum ein Teil des menschlichen Körpers wird so beansprucht wie die Gesichtshaut, denn das Gesicht ist immer ungeschützt. Hinzu kommt, daß Make-up und ein hektischer Alltag sie zusätzlich belasten. Doch mit den im folgenden beschriebenen Kosmetikprodukten können Sie vieles wieder ausgleichen und Ihre Haut positiv unterstützen.

Wenn Sie sich mit Naturkosmetik aus grünem Tee verwöhnen wollen, finden Sie für Ihren Hauttyp das komplette Pflegepaket, von Reinigungsmilch bis Gesichtscreme.

Falls Ihnen die Wirkung des grünen Tees zusagt, sollten Sie sich die komplette Pflege ruhig an ein bis drei Wochenenden im Monat gönnen.
Ob Sie Ihre Naturkosmetik mit grünem Tee öfter benutzen können, messen Sie am besten an der Reaktion Ihrer Haut.
Viele Frauen benutzten während der vergangenen Jahrtausende grünen Tee regelmäßig als besondere Schönheitspflege. Es mag an der heutigen eher vorsichtigen Zeit liegen, daß wir meinen, grünen Tee nicht mehr uneingeschränkt anwenden zu dürfen.

Doch in verdünnter Form, wie er in den folgenden Rezepten auftaucht, können Sie ihn unbedenklich verwenden. Der leicht straffende Effekt wird durch wertvolle Naturöle wie Avocado- und Mandelöl optimal ergänzt. Diese Öle, zu denen auch das allgemein wenig benutzte Hanföl gehört, sind sehr eng verwandt mit den körpereigenen Hautfetten. Die Öle ziehen tief in das Hautgewebe ein, pflegen und nähren es. Der grüne Tee strafft dabei sanft die Hautoberfläche. Eine Kombination, die schon in vielen alten Hochkulturen geschätzt und eifrig benutzt wurde.

Die vier Hauttypen

Überprüfen Sie unbedingt, bevor Sie eigene Kosmetika herstellen, welcher Hauttyp bei Ihnen momentan vorliegt.
Stellen Sie zunächst fest, welchen Hauttyp Sie haben. Sehen Sie sich Ihre Haut genau an, denn die Hauttyp-Diagnose, die vor Jahren vielleicht einmal gestellt wurde, muß Jahre später nicht mehr stimmen. Der Hauttyp kann sich verändert haben, sei es durch die Anwendung von Naturprodukten, durch eine andere Lebensführung oder einen Klimawechsel.

Normale Haut
Das gesunde Hautbild wird üblicherweise mit »normaler Haut« bezeichnet. Viel mehr Menschen haben im Grunde eine normale Haut, als es auf den ersten Blick scheint. Eine Abweichung von diesem Typ ist oftmals auf falsche Pflege zurückzuführen.

Hautbild
- Einheitliches Erscheinungsbild, weder trockene noch fettige Stellen
- Feinporig, weich, gut durchblutet

- Keine Mitesser
- Keine erweiterten Poren
- Bis zum Alter von 30: straff, leicht rosa gefärbte Wangen
- Nach dem 30. Lebensjahr: natürliche leichte Lockerung der Hautoberfläche, durch Abbau des unteren Fettgewebes. Leichte Trockenheit in diesem Lebensabschnitt ist normal.

Alles, was den Säureschutzmantel der Hautoberfläche zerstört, kann zu einer Verschiebung des Hauttyps führen. Wäscht man beispielsweise das Gesicht mit Wasser und normaler Seife, wirken die alkalischen Substanzen zerstörend auf den Säuremantel. Es dauert ca. sechs Stunden, bis der Körper den Schutzschild wieder aufgebaut hat. Hartes Wasser hat einen ähnlich zerstörerischen Effekt wie Seife. Deshalb sollte lieber gefiltertes Wasser für die Gesichtspflege benutzt werden.

Für das Gesicht sollte nur neutrale Seife verwendet werden, noch besser wäre ein Gesichtswasser zur Reinigung.

Optimale Pflege für normale Haut
- Morgens und abends: Reinigungsmilch und / oder Gesichtswasser (besonders, wenn Make-up getragen wird).
- Tagsüber: Feuchtigkeitscreme, ohne großen Fettanteil (Gerade bei Make-up sollte eine Feuchtigkeitscreme als Unterlage aufgetragen werden.)
- Nachts: üblicherweise dieselbe Feuchtigkeitscreme wie tagsüber. Ist das Gesicht durch Witterungseinflüsse wie Hitze, Kälte oder Großstadtluft besonders strapaziert, kann nachts auch eine fetthaltigere Creme benutzt werden, um einer eventuellen Trockenheit vorzubeugen.
- In regelmäßigen Abständen tut eine Packung oder ein Kräuterdampfbad der Haut gut. Diese Extrakur sollten Sie sich einmal in der Woche oder alle zwei Wochen gönnen.

Trockene Haut

Das Problem trockener Haut macht sich häufig mit zunehmendem Alter bemerkbar. Aber auch falsche Pflege führt schnell zu einer übermäßigen Austrocknung des oberen Hautgewebes. Mit einer entsprechenden Behandlung durch natürliche Pflegeprodukte konnte in vielen Fällen eine Rückkehr zur normalen Haut erzielt werden.

Da die Hautbeschaffenheit auch erblich bedingt ist, kann trockene Haut mitunter auch zum lebenslangen Problem werden. Durch optimale Pflege läßt sich jedoch eine frühzeitige Faltenbildung verhindern.

Hautbild

- Oberflächenspannung wird oftmals als Ziehen oder Brennen der Haut empfunden.
- Leichte Anrauhung der Oberfläche
- Zeitweilige Schüppchenbildung auf der Gesichtshaut
- Entzündliche Stellen, oft begleitet durch Schuppung
- Rötungen besonders bei Witterungswechsel
- Geplatzte Äderchen, vorzugsweise auf den Wangen und an den Nasenflügeln
- Fleckiges Aussehen der Gesichtshaut durch rote, gereizte Stellen
- Insgesamt Neigung zur rasch fortschreitenden feinen Faltenbildung, kombiniert mit einer stetigen Pergamentisierung der Hautoberfläche
- Empfindliche Reaktion der Haut auf Witterungseinflüsse
- Vor dem 20. Lebensjahr ist das Erscheinungsbild der Gesichtshaut feinporig, glatt, rein und zart. Eine rosige Wangendurchblutung und die Reinheit der Haut erzeugt bildlich gesprochen ein »Porzellangesicht«.
- Ab dem 20. Lebensjahr tritt die Veranlagung zur trockenen Haut zutage. Die Haut wird stetig dünner bis pergamentartig. Die Neigung zu verstärkter Faltenbildung wird sichtbar.

Die angeborene trockene Haut wird von innen nicht genügend mit körpereigenen Fetten versorgt. Dies ist auf eine Unterfunktion der Talgdrüsen zurückzuführen. Durch den zu dünnen Fettfilm auf der äußeren Haut verdunstet vermehrt Feuchtigkeit und beschleunigt so zusätzlich den Austrocknungsprozeß.

Ein verbreiteter Irrtum bei der Pflege trockener Haut ist, immer größere Mengen fetter Cremes aufzutragen. Die ohnehin weniger aktiven Talgzellen werden hierdurch noch passiver, und die Austrocknung schreitet voran! Die natürliche Pflege trockener Haut sollte deshalb aus verstärkter Feuchtigkeitszufuhr und der Aktivierung der eigenen Talgdrüsen bestehen.

Optimale Pflege
- Nicht mit Wasser und Seife waschen! Auch nicht mit neutralen oder Babyseifen.
- Morgens und abends: gründliche Reinigung, auch vom Make-up, mit milder Reinigungsmilch. Nachreinigung und Beruhigung durch mildes Gesichtswasser.
- Tagsüber: Feuchtigkeitscreme. Bei Kälte kann auch eine etwas ölhaltigere Creme benutzt werden. Wer in klimatisierten Räumen, also in trockener Luft arbeitet, sollte zwischendurch erneut Feuchtigkeitscreme auftragen.
- Nachts: Nach der Reinigung kann man um die Augen, dort ist die Faltenbildung am stärksten, Avocadoöl auftragen. Nach einer Viertelstunde Einwirkzeit den Rest des Öls mit Kleenex-Tüchern vorsichtig abtupfen.
- Für die Nacht empfiehlt sich eine ölhaltige Nachtcreme.
- Wöchentliche oder tägliche Gesichtsbäder mit frischer Sahne oder Milch
- Kräuterkompressen mit Körpertemperatur, keine heißen Dampfbäder oder kalte Waschungen!
- Zwischendurch frische Packungen und Masken
- Lebertran in Kapselform eingenommen wirkt von innen anregend auf die Talgdrüsen.

Mischhaut

Da bei einer Mischhaut zwei verschiedene Hautstrukturen im Gesicht vorhanden sind, ist die Pflege nicht immer ganz leicht. Was dem einen Gesichtsteil gut tut, ist unter Umständen für den anderen schädlich. Daher ist es für die Mischhaut besonders wichtig, die einzelnen Gesichtsfelder genau nach ihrer Beschaffenheit zu bestimmen.

Als hilfreich hat sich erwiesen, die eigenen Ernährungs- und Lebensgewohnheiten zu überprüfen, um durch eine Änderung unter Umständen eine Verbesserung der Haut herbeizuführen. Frische, vollwertige und vitaminreiche Kost hat schon manche Haut wieder von Unregelmäßigkeiten befreit.

Hautbild

- Die trockene/fette Mischhaut weist meist an Kinn, Nase und/oder Stirn besonders fettige Stellen auf, wo sich häufig Pickel oder Mitesser finden.
- Hingegen ist die Augenpartie oft trocken bis schuppig und neigt zur Fältchenbildung.
- Es können durch Trockenheit geplatzte kleine Äderchen auf den Wangen vorkommen, parallel zu Hautunreinheiten auf anderen Gesichtspartien.
- Die normale/fette Mischhaut ist der etwas seltenere Typ dieser Hautstruktur. Ebenfalls sind meist Kinn, Nase und/oder Stirn fetthaltig und neigen zu Hautunreinheiten wie Pickeln oder Mitessern.
- Die anderen Gesichtspartien wirken zwar im Vergleich trockener, weisen aber weder Schuppung noch Rötungen auf. Dies zeigt, daß es sich um Hautfelder normaler Struktur handelt.

Um eine effektive Pflege für die Mischhaut zu erreichen, steht zunächst die Analyse der verschiedenen Gesichtspartien im Vordergrund. Untersuchen Sie Ihr Gesicht genau, um die Beschaffenheit Ihrer Haut kennenzulernen.

Besonders die trockene/fettige Mischhaut kommt häufig vor, wobei diese Erscheinung auf die Hormonumstellung in Pubertät und Menopause zurückzuführen ist. In diesen Lebensabschnitten ändert sich die Hautstruktur nach der hormonellen Umstellung wieder.

Optimale Pflege

- Das Waschen mit Wasser und Seife sollte möglichst vermieden werden. Es schadet zwar den fetten Stellen nicht, greift aber unter Umständen die trockenen oder normalen Hautfelder an.
- Morgens und abends: Reinigung des gesamten Gesichts mit einer milden Reinigungsmilch.
- Täglich: Nach der Reinigung empfiehlt sich ein Gesichtswasser, welches das Austrocknen verhindert und zugleich antiseptisch an den fettigen Stellen wirkt, wie beispielsweise Kamillentee oder Hamameliswasser.
- Tagsüber: Besonders bei trockener/fettiger Mischhaut ist es ratsam, zwei verschiedene Cremes zu benutzen, eine Creme für fettige und eine für trockene Haut und die verschiedenen Gesichtsfelder getrennt einzucremen.
- Nachts: Ebenso wie für die Tagespflege wären zwei verschiedene Cremes für die Mischhaut angebracht. Die Hautfelder sind gesondert zu behandeln.
- Optimal wäre es, wenn Gesichtsmasken aus zwei unterschiedlichen Rezepten zusammengestellt würden. Eine Maske für die fettigen Stellen und eine andere Mischung für die trockenen oder normalen Hautfelder.
- Falls die Zweiteilung der Masken zu umständlich ist, können Masken und Kompressen für trockene Haut auf das ganze Gesicht aufgetragen werden.

Fettige bis unreine Haut

Bei fettiger Haut sondern die Talgdrüsen zuviel Fett ab, was einerseits zwar eine ständige Schutzschicht der Haut garantiert, andererseits jedoch auch die Poren verstopft und zu Hautunreinheiten führt.

Hautbild

- Die Haut ist dick und schlecht durchblutet.
- Um die Augen herum ist die Haut allerdings oft zart und dünner.
- Erweiterte und verstopfte Poren, besonders in den fettreichen Regionen des Gesichts (Kinn, Wangen, Nase, Stirn)
- Mitesser und Pickel, besonders auf und um die Nase herum.
- Die verstopften Poren können in extremen Fällen zu Akne und Ekzemen führen.
- Vorsicht: Auch bei fettiger Haut können außerhalb der fettreichen Regionen des Gesichts trockene, schuppige Stellen auftreten. Dies könnte zu einer Verwechslung mit der Mischhaut führen (signifikant für fette Haut sind die großen Poren).

Wie bei der trockenen Haut auch, gilt es, bei der fettigen Haut die Aktivität der Talgdrüsen auf ein normales Maß zu bringen. Wie trockene Haut kann auch fettige Haut vielfach das Ergebnis falscher Pflege oder ungesunder Lebensführung sein. Dennoch spielt auch hier die Vererbung oft eine Rolle. Bei der Pflege der fettigen Haut ist ständige gründliche Reinigung das A und O. Die Poren sollten gründlich von Fett und Schmutz befreit werden, damit keine Pickel oder Porenverstopfungen entstehen können.

Optimale Pflege

- Fette Haut kann mit Wasser und Seife gereinigt werden, außer es sind auch trockene Stellen vorhanden.
- Morgens und abends: Die Reinigungsmilch sollte ölhaltig sein (auch zur Entfernung von Make-up).

- Nachreinigung mit Gesichtswasser, zu dessen Bestandteilen Alkohol oder Zitrone gehören sollten. Entzündungshemmend und auf die Poren verengend wirken Kampfer oder Hamamelis als Zusätze.
- Tägliches Trockenbürsten mit einer weichen Gesichtsbürste soll ebenfalls zu einer Normalisierung der Talgdrüsenproduktion beitragen.
- Tagsüber: Feuchtigkeitsmilch sparsam auftragen. Die Haut soll lernen, sich selbst zu regulieren.
- Nachts: Nach der gründlichen Reinigung kann bei Bedarf dieselbe Feuchtigkeitscreme wie tagsüber benutzt werden. An manchen Tagen (beispielsweise an jedem zweiten Tag) sollte die fettige Haut über Nacht ohne zusätzliche Cremes auskommen.
- Jeden dritten Tag kann eine nährende Nachtcreme aufgetragen werden.
- Wöchentliche oder noch häufigere Gesichtsdampfbäder und desinfizierende Packungen oder Masken tragen zur Reinheit der Haut bei.
- Bei ausgeprägt fettiger Haut sollten die Ernährungsgewohnheiten überprüft werden. Häufig bewirkt eine Umstellung auf gesunde Kost für die Hautstruktur wahre Wunder.

Oftmals wird durch falsche Pflege, nämlich vorwiegend entfettende Behandlung, das Problem der fettigen Haut noch verstärkt. Wer ständig das Fett von der Gesichtsoberfläche entfernt, erreicht das Gegenteil. Die Talgdrüsen werden zu noch größerer Aktivität angeregt. Ein Teufelskreislauf durch falsche Pflege! Hier helfen feuchtigkeitsspendende und fetthaltige Naturheilmittel, die abwechselnd aufgetragen werden. Sie signalisieren nämlich den Talgdrüsen, daß bereits genügend Feuchtigkeit und Fett auf der Oberfläche vorhanden sind. Dies könnte die Aktivität dieser Drüsen besser und schneller normalisieren als pausenloses radikales Entfetten.

Die Gesichtspflege mit grünem Tee (Rezepte)

Normale Haut

Reinigungsmilch

Reinigungsmilch wird zur Säuberung auf Hals und Gesicht aufgetragen. Für die Entfernung von Make-up ist Reinigungsmilch ebenfalls geeignet. Falls Sie einmal für einen speziellen Anlaß ein besonders schönes Dekolleté haben möchten, kann die Reinigungsmilch auch dort angewandt werden.

Handhabung:
1. Mit leicht kreisenden Bewegungen von unten nach oben auftragen;
2. Mit reichlich lauwarmem Wasser abspülen;
3. Danach möglichst ein Gesichtswasser anwenden;

Grüner Tee-Reinigungsmilch (normale Haut)
90 Gramm grüner Tee
30 Gramm Babyöl
10 Gramm Kakaobutter
10 Gramm Cetylalkohol
2 Gramm Tween 80

Herstellung:
- Grünen Tee kochen: Ein bis zwei Teelöffel Blätter mit einer Tasse heißen Wassers aufbrühen. Fünf bis acht Minuten ziehen lassen, dann abseihen und etwas abkühlen lassen. Bei der Kosmetikherstellung möchten wir ja die Gerbsäuren herauslösen, im Gegensatz zum Teetrinken.
- Wasserbad: Reichlich Wasser in einem Topf erwärmen. Die Temperatur sollte nicht höher als 70 °C bis 80 °C sein.

- Auf das erwärmte Wasser wird ein hoher Plastiktopf gesetzt. Das Öl wird in den Plastiktopf gegossen, die Kakaobutter, der Cetylalkohol und das Tween 80 hinzugefügt. Durch die Wärme und das Rühren mit einem kleinen Holzlöffel verschmelzen die Substanzen zu einer Fettflüssigkeit.
- Jetzt wird die Temperatur des Tees gemessen, er sollte die gleiche Temperatur haben wie die Zutaten im Wasserbad. Ist der Tee inzwischen zu sehr abgekühlt, sollte er in einem anderen Topf noch einmal kurz erwärmt werden.
- Der Tee wird nun in kleinen Schlückchen unter ständigem Rühren mit dem Holzlöffel dem Fett zugefügt.
- Ist der Tee vollständig eingerührt, wird die Reinigungsmilch vom Wasserbad genommen und bis zum Erkalten weiter gerührt.
- Manche mögen die Reinigungsmilch dickflüssig, manche etwas dünnflüssiger. Die Konsistenz können Sie mit der Teemenge selbst regulieren.

Gesichtswasser

Ein Gesichtswasser dient einerseits der porentiefen Nachreinigung und andererseits der Beruhigung der Gesichtshaut. Außerdem wird durch das Gesichtswasser die Haut aufnahmefähig für die anschließende Creme gemacht. Auch wenn es bislang vielleicht nicht zu Ihren Pflegeprodukten gehörte, kann ein nachreinigendes Gesichtswasser gute Dienste tun.

Handhabung:
- Das Gesichtswasser wird auf einen großen Wattebausch aufgetragen. Kosmetikpads sind zu klein. Wattebäuschchen meist auch, Sie können davon ein paar auf einmal nehmen. Der große Wattebausch sollte gut durchnäßt, aber nicht tropfnaß sein.
- Das Gesicht mit kreisenden Bewegungen von unten nach oben abreiben. Den Hals nicht vergessen! (Wenn Sie anschließend

einen tiefen Ausschnitt tragen wollen, auch das Dekolleté abreiben.)

Grüner Tee/Blütenwasser
100 Gramm grüner Tee
100 Gramm Orangenblütenwasser

Herstellung:
- Grünen Tee kochen: Zwei Teelöffel Blätter mit einer Tasse heißen Wassers aufbrühen. Fünf bis acht Minuten ziehen lassen, dann abseihen und abkühlen lassen.
- Wenn der Tee kalt ist, einfach mit dem Orangenblütenwasser vermischen und in eine Flasche füllen.

Varianten:
→ Sie können statt des Orangenblütenwassers auch Rosenwasser oder Lindenblütentee nehmen.

Creme
Handhabung:
- Für den täglichen Gebrauch sollte man nur soviel Creme verwenden, wie die Haut gerade eben aufnehmen kann. Es sollten keine Cremereste auf der Haut aufliegen, das verstopft die Poren unnötig.
- Unter das Make-up sollte unbedingt eine Hautcreme aufgetragen werden. Das Make-up gehört nie direkt auf die gereinigte Haut!
- Soll die Creme als besondere Pflegepackung benutzt werden: Die Creme dick auf Gesicht, Hals und Dekolleté auftragen, eine Viertelstunde einwirken lassen und den Rest dann mit Kosmetiktüchern vorsichtig abnehmen.

Grüner Tee/Mandelcreme
50 Gramm Mandelöl
50 Gramm grüner Tee
10 Gramm Lanolin
10 Gramm Walrat
10 Gramm weißes Wachs
$1/2$ Gramm Borax

Herstellung:

- Grünen Tee kochen: Ein bis zwei Teelöffel Blätter mit einer Tasse heißen Wassers aufbrühen. Fünf bis acht Minuten ziehen lassen, dann abseihen und abkühlen lassen.
- Wasserbad: Reichlich Wasser in einem Topf erwärmen. Zur Cremeherstellung sollte die Temperatur nicht höher als 70°C bis 80°C sein.
- Auf das erwärmte Wasser wird ein hoher Plastiktopf gesetzt. Das Mandelöl wird in den Plastiktopf gegossen und die festen Bestandteile (Lanolin, Wachs und Walrat) hinzugefügt. Durch die Wärme und das Rühren mit einem kleinen Holzlöffel verschmelzen die Substanzen zu einer Fettflüssigkeit.
- Jetzt wird der abgeseihte grüne Tee in einem anderen kleinen Topf auf dieselbe Temperatur gebracht und mit dem Borax vermischt.
- Das folgende Verrühren von Fett und Wasser, also das Herstellen einer Emulsion, geschieht mit dem Mixer. Die Tee-Borax-Flüssigkeit wird nun unter ständigem Rühren dem Fett in kleinen Schlückchen zugefügt, bis sich eine einheitliche Masse ergibt.
- Den Topf vom Wasserbad nehmen und weiter rühren, bis die Creme kalt geworden ist.
- Die erkaltete Creme in ein Töpfchen füllen und in den Kühlschrank stellen.
- Falls Sie ein Duftöl (beispielsweise: Rosenöl, Mangoöl, Orangenöl oder Pfirsichöl) hinzufügen möchten, sollten Sie ein bis

fünf Tropfen kurz vor dem Ende des Rührvorgangs in die Creme geben. Wichtig ist, daß es sich um natürliche Öle handelt. Synthetische Duftöle haben in der Naturkosmetik nichts verloren, sie beeinträchtigen nur die Qualität.

Tips:
→ Diese Creme ist zur Tages- und Nachtpflege geeignet.
→ Auch bei trockener Haut kann diese Creme angewandt werden, allerdings sollte man sie dann großzügiger verwenden.
→ Bei Mischhaut kann diese Creme auch für die normalen oder trockenen Stellen benutzt werden.

Trockene Haut

Reinigungsmilch
Die trockene Haut braucht eine etwas fettere Reinigungsmilch als die anderen Hauttypen. Da diese Haut ohnehin etwas empfindlicher reagiert als besser fettende Hauttypen, sollte der grüne Tee eventuell etwas dünner gekocht werden, also lieber nur mit einem Teelöffel Blättern.

Handhabung:
1. Mit leicht kreisenden Bewegungen von unten nach oben auftragen.
2. Mit reichlich lauwarmem Wasser abspülen.
3. Danach möglichst ein Gesichtswasser verwenden.

Grüner Tee Reinigungsmilch (trockene Haut)
100 Gramm grüner Tee
35 Gramm Avocadoöl
10 Gramm Kakaobutter
8 Gramm Cetylalkohol
5 Gramm Walrat
3 Gramm Tween 80 (Emulgator)

Herstellung:
- Grünen Tee kochen: Einen Teelöffel Blätter mit einer Tasse heißen Wassers aufbrühen. Fünf bis acht Minuten ziehen lassen, dann abseihen und etwas abkühlen lassen. Bei der Kosmetikherstellung gilt es, die Gerbsäuren herauszulösen, im Gegensatz zum Teetrinken.
- Wasserbad: Reichlich Wasser in einem Topf erwärmen. Die Temperatur sollte nicht höher als 70 °C bis 80 °C sein.
- Auf das erwärmte Wasser wird ein hoher Plastiktopf gesetzt. Das Avocadoöl wird in den Plastiktopf gegossen, Walrat, Cetylalkohol und die Kakaobutter hinzugefügt. Durch die Wärme und das Rühren mit einem kleinen Holzlöffel verschmelzen die Substanzen zu einer Fettflüssigkeit, der zuletzt der Emulgator Tween 80 hinzugefügt wird.
- Jetzt wird der Tee in einem anderen kleinen Topf auf die gleiche Temperatur erwärmt, dann in kleinen Schlückchen unter ständigem Rühren mit dem Holzlöffel der Fettmischung zugefügt.
- Ist der Tee vollständig eingerührt, wird die Reinigungsmilch vom Wasserbad genommen und bis zum Erkalten weitergerührt.
- Manche mögen die Reinigungsmilch dickflüssig, andere bevorzugen sie etwas dünnflüssiger. Die Konsistenz können Sie mit der Teemenge selbst regulieren.

Gesichtswasser
Handhabung:
- Das Gesichtswasser wird auf einen großen Wattebausch aufgetragen, Kosmetikpads sind zu klein. Auch hier sollte der große Wattebausch gut durchnäßt sein, aber nicht tropfen.
- Gesicht und Hals mit kreisenden Bewegungen von unten nach oben abreiben. (Für den tiefen Ausschnitt auch das Dekolleté abreiben.)

Grüner Tee / Kamillenwasser
100 Gramm grüner Tee
100 Gramm Kamillentee

Herstellung:
- Grünen Tee kochen: Einen Teelöffel Blätter mit einer Tasse heißen Wassers aufbrühen. Fünf bis acht Minuten ziehen lassen, dann abseihen und etwas abkühlen lassen.
- Kamillentee kochen, acht bis zehn Minuten ziehen lassen, dann abseihen.
- Grünen Tee und Kamillentee abkühlen lassen. Dann die beiden Flüssigkeiten mischen und in eine Flasche füllen.

Creme
Handhabung:
- Verwenden Sie auch bei der trockenen Haut stets nur soviel Creme, wie die Haut aufnehmen kann. Cremereste verstopfen die Poren!
- Unter jedes Make-up gehört unbedingt eine Hautcreme. Make-up nie direkt auf die gereinigte Haut auftragen!
- Wenn die Creme als besondere Pflegepackung benutzt werden soll: Die Creme dick auf Gesicht, Hals und Dekolleté auftragen, eine Viertelstunde einwirken lassen, und den Rest dann mit Kosmetiktüchern vorsichtig abnehmen.

Grüner Tee/Avocadocreme
50 Gramm Avocadoöl
50 Gramm grüner Tee
10 Gramm Lanolin
5 Gramm Bienenwachs
4 Gramm Walrat
4 Gramm Cetylalkohol
$1/2$ Gramm Borax

Herstellung:

- Grünen Tee kochen: Zwei Teelöffel Blätter mit einer Tasse heißen Wassers aufbrühen. Fünf bis acht Minuten ziehen lassen, dann abseihen und etwas abkühlen lassen.
- Wasserbad: Reichlich Wasser in einem Topf erwärmen und dann von der Herdplatte nehmen. Zur Cremeherstellung sollte die Temperatur nicht höher als 70 °C bis 80 °C sein.
- Auf das erwärmte Wasser wird ein hoher Plastiktopf gesetzt. Das Avocadoöl wird in den Plastiktopf gegossen und die festen Bestandteile (Lanolin, Bienenwachs und Walrat) hinzugefügt. Durch die Wärme und das Rühren mit einem kleinen Holzlöffel verschmelzen die Substanzen zu einer Fettflüssigkeit.
- Jetzt wird der grüne Tee in einem anderen kleinen Topf auf dieselbe Temperatur gebracht und mit dem Borax vermischt. Das folgende Verrühren von Fett und Wasser, also das Herstellen einer Emulsion, geschieht mit dem Mixer.
- Der grüne Tee mit dem Borax wird nun unter ständigem Rühren in kleinen Schlückchen dem Fett zugefügt, so lange, bis sich eine einheitliche Masse ergibt.
- Den Topf vom Wasserbad nehmen und weiterrühren, bis die Creme kalt geworden ist.
- Die erkaltete Creme in ein Töpfchen füllen und in den Kühlschrank stellen.
- Für die trockene Haut können einige Tropfen Kamillentinktur hinzugefügt werden, kurz bevor die Creme vom Wasserbad genommen wird.

Tips:

→ Diese Creme ist bei trockener Haut als Tages- und Nachtcreme geeignet. Dennoch sollte sie vorzugsweise als Nachtcreme benutzt werden. Tagsüber ist eine Feuchtigkeitscreme empfehlenswerter, wie die für die normale Haut.

→ Als Nachtcreme eignet sich die Creme auch bei Mischhaut für die normalen oder trockenen Stellen.

Fettige Haut

Reinigungsmilch

Für fettige Haut kann auch die sehr leichte Reinigungsmilch für die normale Haut benutzt werden.

Doch eine etwas fettere Reinigungsmilch tut der fettigen Haut auch gut, da die gründliche Reinigung auf diese Weise sehr schonend ist. Das Fett der Reinigungsmilch ist dazu geeignet, das Hautfett sanft abzulösen.

Handhabung:
1. Mit leicht kreisenden Bewegungen von unten nach oben auftragen.
2. Mit reichlich lauwarmem Wasser abspülen.
3. Danach möglichst ein Gesichtswasser verwenden.

Grüner Tee-Reinigungsmilch (fettige Haut)
60 Gramm grüner Tee
30 Gramm Mandelöl
8 Gramm Walrat
6 Gramm Bienenwachs
$1/2$ Gramm Borax

Herstellung:
- Grünen Tee kochen: Zwei Teelöffel Blätter mit einer Tasse heißen Wassers aufbrühen. Fünf bis acht Minuten ziehen lassen, dann abseihen und etwas abkühlen lassen. Im Gegensatz zum Teetrinken sollen bei der Kosmetikherstellung die Gerbsäuren herausgelöst werden.
- Wasserbad: Reichlich Wasser in einem Topf erwärmen. Die Temperatur sollte nicht höher als 70 °C bis 80 °C sein.
- Auf das erwärmte Wasser wird ein hoher Plastiktopf gesetzt. Das Mandelöl wird in den Plastiktopf gegossen, Walrat und das Bienenwachs hinzugefügt. Durch die Wärme und das

Rühren mit einem kleinen Holzlöffel verschmelzen die Substanzen zu einer Fettflüssigkeit.

- Jetzt wird der grüne Tee zusammen mit dem Borax in einem anderen kleinen Topf auf die gleiche Temperatur erwärmt.
- Die Tee-Borax-Flüssigkeit wird nun in kleinen Schlückchen unter ständigem Rühren mit dem Mixer der Fettmischung zugefügt.
- Ist der Tee mit Borax vollständig eingerührt, wird die Reinigungsmilch vom Wasserbad genommen und bis zum Erkalten weitergerührt.
- Manche mögen die Reinigungsmilch dickflüssig, andere bevorzugen sie etwas dünnflüssiger. Die Konsistenz können Sie mit der Teemenge selbst regulieren.

Gesichtswasser
Handhabung:
- Nehmen Sie für das Gesichtswasser einen großen Wattebausch, und geben Sie so viel von dem Gesichtswasser darauf, daß er nicht tropft.
- Gesicht und Hals mit kreisenden Bewegungen von unten nach oben abreiben. (Wenn Sie anschließend einen tiefen Ausschnitt tragen wollen, auch das Dekolleté abreiben.)

Grüner Tee
100 Gramm grüner Tee

Herstellung:
- Grünen Tee kochen: Zwei Teelöffel Blätter mit einer Tasse heißen Wassers aufbrühen. Fünf bis acht Minuten ziehen lassen, dann abseihen und abkühlen lassen.
- Die fettige Haut verträgt den grünen Tee pur. Der Vorteil ist, daß Sie den Tee jedes Mal frisch aufbrühen können.

Creme
Handhabung:

- Tragen Sie nicht zuviel Creme auf Ihre Haut auf, denn gerade bei fettiger Haut sollte darauf geachtet werden, daß die Poren nicht verstopfen.
- Verwenden Sie Make-up nie direkt auf der gereinigten Haut, benutzen Sie stets zuerst eine Hautcreme.
- Wenn die Creme als besondere Pflegepackung benutzt werden soll: Die Creme dick auf Gesicht, Hals und Dekolleté auftragen, eine Viertelstunde einwirken lassen und den Rest dann mit Kosmetiktüchern vorsichtig abnehmen.

Grüner Tee/Mandelcreme
40 Gramm Mandelöl
40 Gramm grüner Tee
14 Gramm Walrat
10 Gramm Bienenwachs
2 Gramm Kampfer
1 Gramm Borax

Herstellung:

- Grünen Tee kochen: Zwei bis drei Teelöffel Blätter mit einer Tasse heißen Wassers aufbrühen. Fünf bis acht Minuten ziehen lassen, dann abseihen und abkühlen lassen.
- Wasserbad: Reichlich Wasser in einem Topf erwärmen und im Anschluß von der Herdplatte nehmen. Zur Cremeherstellung sollte die Temperatur nicht höher als 70 °C bis 80 °C sein.
- Auf das erwärmte Wasser wird ein hoher Plastiktopf gesetzt. Das Mandelöl wird in den Plastiktopf gegossen und die festen Bestandteile (Bienenwachs, Walrat und Kampfer) hinzugefügt. Durch die Wärme und das Rühren mit einem kleinen Holzlöffel verschmelzen die Substanzen zu einer Fettflüssigkeit.

- Jetzt wird der abgeseihte grüne Tee in einem anderen kleinen Topf auf dieselbe Temperatur gebracht und mit dem Borax vermischt. Das folgende Verrühren von Fett und Wasser, also das Herstellen einer Emulsion, geschieht mit dem Mixer.
- Der grüne Tee und das Borax werden nun in kleinen Schlückchen unter ständigem Rühren dem Fett zugefügt, bis sich eine einheitliche Masse bildet.
- Den Topf vom Wasserbad nehmen und weiterrühren, bis die Creme kalt geworden ist. Die erkaltete Creme in ein Töpfchen füllen und in den Kühlschrank stellen.
- Falls Sie ein Duftöl (beispielsweise: Rosenöl, Mangoöl, Orangenöl oder Pfirsichöl) hinzufügen möchten, sollten Sie ein bis fünf Tropfen kurz vor dem Ende des Rührvorgangs in die Creme geben. Wichtig ist aber immer, daß es sich um natürliche Öle handelt. Synthetische Duftöle haben in der Naturkosmetik nichts verloren.

Tips:

→ Diese Creme fördert die Durchblutung und beugt Entzündungen vor. Als Tagescreme für fettige Haut ist diese Creme besonders gut geeignet.

→ Auch für die fettigen Stellen der Mischhaut ist diese Creme empfehlenswert.

Mischhaut

Reinigungsmilch
Für die problematische Mischhaut kann die Reinigungsmilch für normale Haut verwendet werden. Dennoch gibt es eine Reinigungsmilch, die von jeder Mischhaut gut vertragen wird.

Handhabung:
1. Mit leicht kreisenden Bewegungen von unten nach oben auftragen.
2. Mit reichlich lauwarmem Wasser abspülen.
3. Danach möglichst ein Gesichtswasser verwenden.

Grüner Tee-Reinigungsmilch (Mischhaut)
60 Gramm grüner Tee
30 Gramm Avocadoöl
10 Gramm Stearinsäure
5 Gramm Cetylalkohol
3 Gramm Triäthanolamin
2 Gramm Walrat
1 Gramm Bienenwachs

Herstellung:
- Grünen Tee kochen: Zwei Teelöffel Blätter mit einer Tasse heißen Wassers aufbrühen. Fünf bis acht Minuten ziehen lassen, dann abseihen und etwas abkühlen lassen. Bei der Kosmetikherstellung sollen ja die Gerbsäuren herausgelöst werden, beim Teetrinken nicht.
- Wasserbad: Reichlich Wasser in einem Topf erwärmen. Die Temperatur sollte nicht höher als 70°C bis 80°C sein.
- Auf das erwärmte Wasser wird ein hoher Plastiktopf gesetzt. Das Avocadoöl wird in den Plastiktopf gegossen, Walrat, Bienenwachs, Stearinsäure und Cetylalkohol hinzugefügt. Durch die Wärme und das Rühren mit einem kleinen Holzlöffel verschmelzen die Substanzen zu einer Fettflüssigkeit.
- Jetzt wird der grüne Tee mit dem Triäthanolamin in einem anderen kleinen Topf kalt vermischt.
- Der Tee mit dem Triäthanolamin wird nun in kleinen Schlückchen unter ständigem Rühren mit dem kleinen Holzlöffel der Fettmischung zugefügt. Vor jedem neuen Schluck muß das Gemisch vollständig glatt gerührt sein.

- Ist der Tee vollständig eingerührt, wird die Reinigungsmilch vom Wasserbad genommen und bis zum Erkalten weitergerührt.
- Manche mögen die Reinigungsmilch dickflüssig, manche bevorzugen sie etwas dünnflüssiger. Die Konsistenz können Sie mit der Teemenge selbst regulieren.

Gesichtswasser
Handhabung:
- Tragen Sie das Gesichtswasser mit einem großen Wattebausch auf. Der Wattebausch sollte gut durchnäßt, aber nicht tropfend sein.
- Reinigen Sie das ganze Gesicht und den Hals von unten nach oben mit kreisenden Bewegungen. Je nach Wunsch reinigen Sie auch das Dekolleté.

Grüner Tee/Lindenblütenwasser
100 Gramm grüner Tee
100 Gramm Lindenblütentee

Herstellung:
- Grünen Tee kochen: Zwei Teelöffel Blätter mit einer Tasse heißen Wassers aufbrühen. Fünf bis acht Minuten ziehen lassen, dann abseihen und abkühlen lassen.
- Lindenblüten als Tee aufbrühen, acht bis zehn Minuten ziehen lassen, dann abseihen.
- Beide Tees sollten auskühlen, bis sie gemischt werden. Füllen Sie sie anschließend in eine Flasche.

Creme
Handhabung:

- Für den täglichen Gebrauch sollte man nur so viel Creme verwenden, wie die Haut gerade eben aufnehmen kann. Es sollten keine Cremereste auf der Haut aufliegen, das verstopft die Poren unnötig.
- Unter jedem Make-up sollte sich unbedingt eine Hautcreme befinden. Das Make-up sollte nie direkt auf die gereinigte Haut aufgetragen werden!
- Wenn die Creme als besondere Pflegepackung benutzt werden soll: Die Creme dick auf Gesicht, Hals und Dekolleté auftragen, eine Viertelstunde einwirken lassen und den Rest dann mit Kosmetiktüchern vorsichtig abnehmen.

Für die Mischhaut gibt es naturgemäß keine einheitliche Creme. Es sollten immer zwei verschiedene Cremes benutzt werden.

→ So kann für normale/fettige Mischhaut die Creme für normale und fettige Haut (Grüner Tee/Mandelcreme – einmal für normale und einmal für fettige Haut) kombiniert werden.
→ Für trockene/fettige Mischhaut sollte entsprechend die Creme für trockene und für fettige Haut (Grüner Tee/Avocadocreme und Grüner Tee/Mandelcreme) eine Pflegekombination ergeben.

Herstellerverzeichnis

Bezugsquellen für schwarzen und grünen Tee im Einzelhandel

- In jeder Stadt gibt es mittlerweile einige Teeläden, die Sie sicher gerne beraten. Falls Sie keinen Teeladen in Ihrer Nähe finden, hilft oft ein Blick in die »Gelben Seiten« weiter.
- In Lebensmittelgeschäften und Supermarktketten wird oft schwarzer Tee angeboten. Die Qualität von 250 Gramm oder 500 Gramm Paketen schwarzen Tees ist selten schlechter als aus einem Spezialgeschäft.
- Auch manche Kaufhäuser verfügen durchaus über umfangreiche Teesortimente. Teilweise gibt es auch eine gute Auswahl an losen Tees, leider oft in offenen oder durchsichtigen Kästen. Das ist natürlich nicht die optimale Aufbewahrung für Tee.
- Viele Naturkostläden haben ein kleines Sortiment an schwarzen und grünen Tees.
- Auf Wochenmärkten befinden sich ebenfalls manchmal kleine Teestände. Sie bieten oftmals interessante Sorten und schöne Kräutertees.

Bezugsquellen für Kräuter- und Heiltees im Einzelhandel:

Die besten Heilkräuter für Kräutertees bekommt man immer noch in Apotheken. Da alle Heilkräuter für medizinische Zwecke strengster Überwachung unterliegen, kann man beim Einkaufen in einer Apotheke sicher sein, daß keine chemischen Beimischungen vorgenommen worden sind. Viele Apotheker bestellen auch gern außergewöhnliche Natursubstanzen. Die Auswahl der im Apotheken-Großhandel gelagerten Pflanzensubstanzen ist unglaublich hoch! Dieser Fundus ist meist mehr als ausreichend, um die außergewöhnlichsten Teemischungen selbst herstellen zu können.

Viele Naturläden verkaufen ebenfalls Kräutertees. Doch sollte immer darauf geachtet werden, daß es sich wirklich um reine und natürliche Produkte handelt.

In letzter Zeit finden sich in sogenannten Naturläden häufiger auch Tees mit künstlich hergestellten Aromastoffen, die nur so riechen wie das gewünschte Produkt! Wenn es um eine bestimmte Wirkung geht, muß allerdings die Substanz auch echt sein, nur der Geruch allein führt nicht zu dem gewünschten Ergebnis.

Die Produkte von *demeter* und *Bioland* sind allerdings immer von ausgezeichneter Qualität und garantiert natürlich angebaut. Diese Pflanzen und Kräuter eignen sich ebenso gut für Heil- und Kräutertees wie die aus der Apotheke.

Im Sommer und Herbst können Sie Kräuter selbst sammeln und trocknen.

Bitte unbedingt darauf achten, daß die gesammelten Pflanzen nicht gespritzt sind! Denn sonst werden die chemischen Giftstoffe ebenfalls im heißen Wasser gelöst und können gesundheitsgefährdend sein.

In der Regel sind Kräuter auf Weiden und Wiesen gut zu verwenden. Auch wenn viele Landwirte übermäßig viel Gülle und Dünger ausbringen, können die wild wachsenden Kräuter meist immer noch gut benutzt werden. Ebenso sind Büsche und Bäume in Knicks und anderen Ackerbegrenzungen überwiegend in Ordnung. Dennoch sollte an Äckern mit Korn, Mais, Rüben, Raps oder anderen ausgesäten Zuchtpflanzen nicht unbedingt gesammelt werden. Außer Sie kennen den Bauern, und können ihn fragen, ob er Kunstdünger und/oder chemisches Pflanzenschutzmittel ausgestreut hat.

→ Besonders schöne Kräuter wachsen nach wie vor in Wäldern.

Kosmetika mit grünem Tee:
Kosmetikserie mit grünem Tee – »Mandini – Lüscha«:

BERGLAND – PHARMA NATURHEILMITTEL
Postfach 1132
87681 Memmingen
Tel.: 0 83 35-98 21 01
Fax: 0 83 35-98 21 49

Kosmetikserie mit grünem Tee – »Claire Fischer«:

TAYLOR KOSMETIK
Pfizerstr.1
76139 Karlsruhe
Tel.: 07 21-61 01 04
Fax: 07 21-6 10 14 36

Tee-Versandhäuser:

Kolodzieg, Stefan, Teeversand
Turmstr. 2
29525 Uelzen
Tel.: 05 81-1 66 84

KräuterKühne, Deutschlands Größtes Filial-Kräuterhaus
Spezial-Kräuterhäuser
Zentrale:
Selerweg 43/45
12169 Berlin
Tel.: 0 30-7 95 20 12
Fax: 0 30-7 96 72 33

Schrader & Co., Paul, Versandhaustradition seit 1921
Spitzenkiel 4
28195 Bremen
Tel.: 0 42 03-43-0

Teelicht, Teeversand, Christine / Jürgen Ruhnau OHG
Caspar-Voght-Str. 90
20535 Hamburg
Tel.: 0 40-2 00 82 90

Tee-Versand Gütersloh
Dieksstr. 2
33330 Gütersloh
Tel.: 0 52 41-5 48 01

Literatur

Deshimaru-Roshi, Taisen: Za-Zen, Die Praxis des Zen, Kristkeitz Verlag, Weidenthal 1984

Grösser, Hellmut: Tee für Wissensdurstige, Das Fachbuch vom deutschen Teebüro, Albrecht Verlag, Gräfelfing bei München 1996

Haus-Apotheke, Natürlich gesund, Bewährte Mittel und Methoden der Selbstbehandlung, Seehamer Verlag, Weyarn 1994

Kaiser, Josef H.: Das große Kneipp Hausbuch, Handbuch der naturgemäßen Lebens- und Heilweise, Droemersche Verlagsanstalt Th. Knaur Nachf., München 1975

Kräuter & Gewürze, einheimische und exotische, Die feine Kunst der richtigen Anwendung, Unipart Verlag, Remseck bei Stuttgart 1996

Quinche, Robert: Heilpflanzen, Die Kräfte der Natur, Seehamer Verlag, Weyarn 1997

Treben, Maria: Gesundheit aus der Apotheke Gottes, Ratschläge und Erfahrungen mit Heilkräutern, Ennsthaler Verlag, Steyr 1996

Wichtl, M. (Hrsg.): Teedrogen, Ein Handbuch für Apotheken und Ärzte, Wissenschaftliche Verlagsgesellschaft, Stuttgart 1984

Zimmerer, A. M.: Kräutersegen, Die Bedeutung unserer vorzüglichen heimischen Heilkräuter, Auer Verlag, Donauwörth 1996

Register

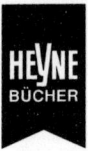

Body & Soul

Harmonie des Lebens

Erich Bauer/Uwe Karstädt
Das Tao der Küche
08/5186

Chao-Hsiu Chen
Feng Shui
08/5181

Laneta Gregory
Geoffrey Treissman
Das Aura-Handbuch
08/5183

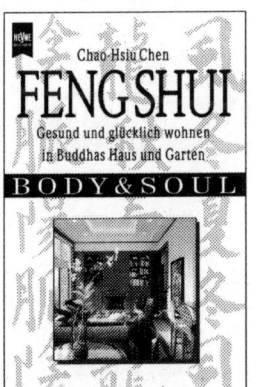

08/5181

Christopher S. Kilham
Lebendiger Yoga
08/5178

Ulrike M. Klemm
Reiki
08/5176

Anita Martiny
Fourou Turan
Aura-Soma
08/5175

Dr. med. H. W.
Müller-Wohlfahrt
Dr. med. H. Kübler
**Hundert Prozent fit
und gesund**
08/5179

Brigitte Neusiedl
Heilfasten
08/5180

Donald Norfolk
Denken Sie sich gesund!
08/5182

Magda Palmer
**Die verborgene Kraft
der Kristalle und der
Edelsteine**
08/5185

Susi Rieth
Die 7 Lotusblüten
08/5177

Dr. Vinod Verma
Ayurveda
08/5184

Heyne-Taschenbücher

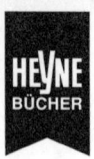
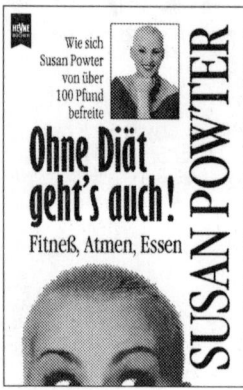

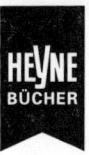

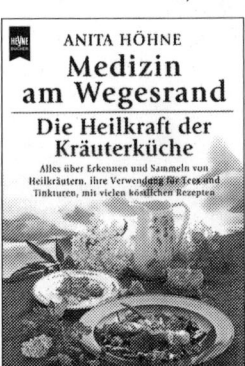

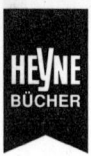
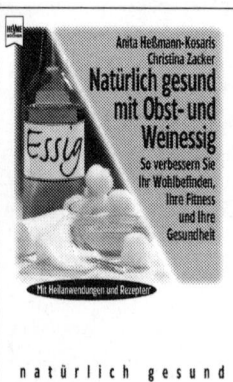